À M. professeur Bérille
hommage respectueux de l'auteur
Martin

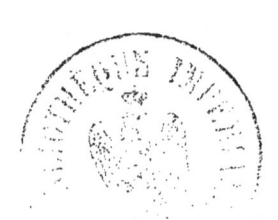

APPENDICE

AU

CHOLÉRA DE TOULON

A PROPOS

DE L'ÉPIDÉMIE DE MARSEILLE

De 1865.

ERRATA.

APPENDICE

AU

CHOLÉRA DE TOULON

DE 1835,

Par le Docteur MARTINENQ,

CHIRURGIEN DE MARINE DE 1re CLASSE,
MEMBRE CORRESPONDANT DE PLUSIEURS SOCIÉTÉS SAVANTES, ETC.,
OFFICIER DE LA LÉGION-D'HONNEUR.

A PROPOS DE

L'ÉPIDÉMIE DE MARSEILLE DE 1865.

La palinodie fait supposer
l'incertitude des principes.

GRASSE,

TYP. ET LITH. H. IMBERT, PLACE DES AIRES

1866.

Fistule aérienne du Larynx, considérations anatomo-physiologiques sur la voix et la parole, *Journal de Physiologie* de Magendie, 1829, et juillet et d'août 1829 des *Annales physiologiques* de BROUSSAIS

Propositions de physique applicables à la médecine : et mécanisme matériel de l'intelligence. — Thèse. Montpellier 1832. N° 59,

Choléra de Toulon de 1835, appréciations des causes qui le rendirent si terrible, et moyen d'en atténuer les funestes effets. Publié dans les bulletins de l'Académie en 1846: et en 1848, chez J. B. Baillière, à Paris.

Mémoire sur l'hygiène navale, publié par ordre du prince de Joinville, dans les *Annales Maritimes*, 1839, 2mo partie, tome 2, page 948.

Feuilletons sur et contre l'homœopathie, Journal le *Toulonais*, du 12 décembre 1849 au 19 janvier 1850.

Cephalœmatome très-volumineux. guéri sans opération par un moyen nouveau. *Union médicale*, 1849, page 442.

Injections d'iode dans les articulations : (HYDARTHROSE du genou guéri par les), *Union médicale*, page 380.

Non contagion du Choléra, de ses causes et de son traitement général. *Union médicale*, 22 et 29 juillet, 8 et 15 août 1854.

Projet de Synthèse cholérique basé sur les observations faites en 1835, 1849, 1854, présenté à l'Institut en 1856.

Vitalisme et organicisme, *France médicale*, n° 33 à 37. — 1856.

Synthèse goutteuse (et traitement rationnel de la goutte). Par un goutteux héréditaire, présenté à l'Académie de Médecine en 1845.

De la Fièvre puerpérale devant l'Académie Impériale de Médecine, et des principes de l'hygiène et de l'organicisme appliqués à la solution de cette question. — 1860. Paris. J-B. Baillière et Fils.

Choléra de la Seyne (Var) 1849, pour faire suite au *Choléra de Toulon de 1835*, présenté à l'Académie de médecine, le 13 août 1860.

Lettre au docteur Simplice, sur la Congestion apoplectiforme. 1861.

Lettre au docteur Louis Bouyer, à St-Pierre-de-Fursac, à propos de son observation sur la diathèse purulente. *Union médicale*. — 1862. — Grasse (Alpes-Maritimes), Typ. H. Imbert.

Mariages consanguins. *Union* III, page 513. — 1863.

Lettre au docteur Chavanne, de Lyon, à propos de la demande de retraite du professeur T***— Grasse (Alpes-Mar`), Typ. H. Imbert.1864.

Pronation douloureuse de l'avant-bras chez les jeunes enfants, moyen simple d'y rémédier. *Union*, n° 55. — 1854.

Tentative de suicide par le chloroforme à l'intérieur. *Union* n° 87 et *Journal de médecine* de Rouen, n° 12. — 1864.

Profession de foi médicale, et nouvelle théorie organicienne. *Union médicale de la Seine Inférieure*, n° 12. 15 octobre 1865.

De la Vaccine et de la meilleure manière de vacciner présenté aux Académies de France et de Belgique. — 1865. *Abeille Médicale*, n° 3. (1866) et *Bulletin de l'Académie royale de médecine* de Belgique, 2e année, tom. IX, n° 1.

Protestation contre la reconstrcution de l'Hôtel-Dieu dans Paris. *Union médicale de la Seine Inférieure*, n° 15. — Juillet 1865. *Abeille médicale*, n° 37 — 1865.

Addition au Choléra de Toulon de 1835, à propos de l'épidémie de 1865. — Grasse Typ. H. Imbert (novembre 1865.)

Supplément au Choléra de Toulon de 1835, à propos de l'épidémie de 1855. Grasse (Alpes-Maritimes) décembre 1865, Typ. H. Imbert.

De l'Air Marin, de son influence sur l'organisme en général et en particulier sur celui des Phthisiques pulmonaires. - Paris. J B. Baillière 1865.

Rapports à la Société Centrale d'Agriculture d'Acclimatation des Alpes-Maritimes, déclarés d'utilité publique, et publiés aux frais de la Société, 1863-1864 Nice typ. Ch. Cauvin.

APPENDICE

AU

CHOLÉRA DE TOULON

DE 1835,

A PROPOS DE L'ÉPIDÉMIE DE MARSEILLE

DE 1835,

—--~~~~~~~~~~~~~~---

12000 réfugiés marseillais n'ont pas pu importer le choléra à Lyon en 1865. Comment croire après cela à l'importation, voir à la transmissibilité du

> La palinodie fait supposer
> l'incertitude des principes.

Étant sur la brèche qu'on tend à faire à l'opinion non-contagioniste, qui est la mienne depuis trente ans à cause d'une position toute exceptionnelle, dans laquelle je me trouvai pendant l'épidémie de 1835 (1), et qui me fit apprécier les faits cholériques autrement que ceux qui les observaient au milieu même du foyer du mal : écrivant, en outre, pendant l'épidémie actuelle au jour le jour, et à mesure que des faits nouveaux arrivent à ma connaissance, il m'est impossible de donner à mon travail l'ordre didactique voulu ; mais, pourvu que je n'oublie rien de tout ce qui peut remettre sur la voie de la vérité, après le déraillement que la peur et l'ignorance des vraies causes et des vraies *qualités* du choléra semblent

---

(1) Voir mon *Choléra de Toulon en 1835*. Jn-Bapt. Baillère. Paris.

vouloir occasionner dans le monde médical (1) en 1865, après trente années de conviction contraire, mon but sera atteint. Plus tard, quand les exigences de la polémique ne seront plus aussi pressantes, il me sera possible de refondre tous ces travaux partiels et irréguliers en une synthèse vraiment scientifique et didactique.

Cet appendice n'est donc qu'une série de jets spontanément provoqués par la lecture de faits et d'appréciations de ces faits contraires à cette profonde conviction, qui n'a su qu'augmenter au contact des efforts mêmes essayés pour l'entamer. Voilà la raison et la justification de sa forme.

Deux savants et très-honorables confrères ont plus particulièrement attaqué l'opinion non-contagioniste, qui paraissait être celle de tout le monde ou à peu près ensuite des précédentes épidémies, par des études consciencieuses mais un peu trop légèrement faites selon nous : c'est donc par le commentaire de ces études et de leurs conclusions que nous croyons devoir commencer.

Tout écrit scientifique doit avoir pour base une vue théorique. La théorie qui permet la coordination la plus complète de tous les faits connus d'une science, est la seule bonne et admissible. Voyons donc laquelle, de celle de ces messieurs ou de la nôtre, remplira mieux cette condition absolue d'admissibilité et de vérité relative.

Études sur le Choléra de Marseille en 1865

PAR M. G*** DE C***

(*Gazette des Hôpitaux* n° 126. — 1865.)

————

« *Il y avait à Suez, à Alexandrie, à Constantinople, à Marseille etc.... des populations saines ; des pèlerins de*

____

(1) Voir entre autres preuves, les séances de la Société Médicale des hôpitaux (Paris) des 27 septembre et 11 octobre 1865

la Mecque, embarqués à Djeddah, viennent au contact de ces populations, et le choléra qui était à Djeddah se déclare parmi elles.»

Quand on connait l'hygiène de ces villes et la physiologie hygide ou pathologique de la respiration, il n'est pas possible d'accepter pour leurs populations l'épithète *saines*; saines d'une manière relative à l'air qu'elles respirent? soit! mais saines d'une manière absolue? non. Une population qui respire constamment un air impur, vicié; aussi impur, aussi vicié que celui de ces villes en particulier, et que celui de toute grande ville en général, n'est pas, ne peut pas être être saine; (1) ses agrégats organiques sont encore dans les limites d'organisation entre lesquelles oscille le mouvement vital, mais ils sont bien près de les dépasser et d'arriver au mode de composition matérielle qui ne le permettra plus. Cette population vit d'une vie à apparence saine, mais bien voisine de la maladie : et un modificateur quelconque qui ne ferait rien, ou peu de chose, sur une organisation normale, c'est-à-dire, également éloignée des limites précitées, fait beaucoup sur elle, sinon, l'air de la campagne ne serait pas plus pur ni plus vivifiant que celui des villes. S'il est plus pur il doit déterminer une modification plus vivifiante que celui qui est moins pur, sinon, il serait égal de respirer un air pur ou un air impur.

Qnand on respire momentanément un air impur, *immédiatement* une modification relative à cette impureté s'effectue dans le sang pulmonaire, dans le poumon, dans le sang artériel et partout. Après cet effet né-

_____

(1) Si cet air n'était pas altéré au point de nuire à la santé générale, on ne recommanderait pas aux convalescents de le fuir, et d'aller aux champs. Quand s'établira-t-il de l'accord entre les idées et les actes de l'espèce humaine ?

faste produit, si l'on respire un air pur, cet air corrige la modification impure déterminée par l'impur, et l'équilibre vital se rétablit par le retour de l'agrégat organique à son état normal : mais si la respiration de cet air impur est *incessante* la modification y relative persiste, et finit par être le mode d'organisation relative de l'individu qui est soumis à l'influence de cet air impur. Il vit, mais il vit moins *intensément*, moins sainement que celui qui a toujours respiré un air pur, cela est incontestable sans doute, et très-simplement vrai ? Eh bien ! c'est la simplicité de cette vérité qui fait qu'elle échappe aux observateurs ; et c'est cet oubli qui rend impossible la compréhension juste des phénomènes épidémiques et qui fait dire, à propos des grandes villes, où l'air est toujours plus ou moins altéré, que leur population est saine. Elle paraît l'être, mais elle ne l'est pas effectivement, parce qu'il est impossible qu'une population respirant sans cesse un air vicié ne soit pas altérée dans sa constitution intime, plus ou moins.

Ces réflexions irréfutables ne rendent elles pas les faits apparents d'importation des maladies épidémiques dans les grandes villes, moins clairs et plus susceptibles d'objections qu'on ne les suppose ? et ne permettent-elles pas d'entrevoir une simple coïncidence dans l'arrivée des prétendus *importateurs* et l'éclosion, en elles, d'une maladie grave à caractère épidémique ? la suite prouvera mieux cette simple coïncidence.

Nature du Principe Cholérique.

« *Ce principe, quel qu'il soit, se fixe dans l'homme, et il s'attache également aux choses,* — *M. G*** lui reconnaît même une odeur musquée.*

Nous avons dit ailleurs qu'il n'y avait aucun principe

ou poison cholérique dans l'air. Nous le répétons, parce qu'on n'a pas encore pu le trouver depuis qu'on le cherche, puisque, de l'aveu de M. G'''' lui-même, on n'a pu trouver par l'analyse de l'air des lieux cholérisés, autre chose que ce que l'on trouve dans celui des lieux simplement encombrés, ou marécageux, ou hospitaliers, ou infectés d'une manière quelconque *par des hommes ou des animaux* sains; ou par les mêmes êtres organisés en décomposition progressive etc., c'est-à-dire : de *la matière animale et de l'ammoniaque :*

Parce qu'on n'a pas besoin de lui pour comprendre le problème cholérique entier, en rapportant les effets qu'il nous montre non pas à un germe imaginaire, mais à un état anormal de l'atmosphère, modifiant morbidement l'organisme selon un certain mode dépendant de sa constitution actuelle.

Avec cette idée, on explique tout et on n'est pas en opposition avec la logique et le bon sens quand on en vient au traitement. Avec un principe spécifique ou contraire on n'explique que des exceptions; on ne comprend que ce qui n'est pas important, et surtout on erre en thérapeutique autant que faire se peut par la recherche illusoire des neutralisants; et l'on se trouve en opposition avec soi-même lorsqu'on accepte des moyens tels que les astringents, par exemple : dans ce cas, en effet, les contagionistes ne se trouvent-ils pas évidemment en opposition directe avec leur vue théorique, qui conseillerait de laisser sortir de l'économie jusqu'à la dernière parcelle du poison cholérique, au lieu de s'y opposer, et d'enfermer ainsi le loup dans la bergerie ?

« *Dans certains animaux et dans certaines plantes, un tel principe est le produit d'une fonction particulière. Dans les marais, dans les salles des malades, le poison est entraîné par les émanations d'organisme en décomposition qui en développent les germes.* »

Que signifie cette seconde partie de l'alinéa et tout ce qui suit sur la possibilité de saisir le principe morbifique cholérique, celui des marais, des hôpitaux et de tous les lieux encombrés non cholérisés ? J'avoue ne pas comprendre la grande valeur que l'auteur paraît vouloir lui donner. Et ce sont des vues hypothétiques aussi peu claires et aussi hasardées que celles-là, qui auraient le pouvoir de faire chanter la palinodie ?... Notre conviction est trop fortement basée pour chanceler au vent d'une telle interprétation de faits, qui peuvent être plus logiquement compris, et expliqués d'une autre manière beaucoup plus scientifique.

Si M. G*** a voulu dire : que toutes les maladies produisent des effluves relatifs à leur nature, il a raison. Voilà la seule spécificité à reconnaître ; tous pourraient donc produire, par conséquent, par la voie respiratoire, une modification relative, anormale du sang pulmonaire : tous pourraient donc aussi, à la rigueur, reproduire la maladie d'où ils proviennent, et si tous ne la reproduisent pas c'est qu'ils n'ont pas tous le même degré d'activité ou de puissance altérante, et que tous les organismes ne sont pas les mêmes aussi. Des millions et des millions de faits prouvent que les émanations cholériques peuvent être classées parmi celles qui, pour reproduire la lésion morbide d'où elles émanent, doivent rencontrer des organisations fortement préparées par des causes altérantes locales, ou individuelles, ou atmosphériques.

—

Neutralisation du Principe Cholérique.

—

« Et maintenant, malgré l'ignorance où nous sommes des autres caractères physiques, chimiques et organoleptiques

d'un tel principe, on se demande s'il est possible de le neu-
traliser. »

Ah! nous y voilà! M. G*** est conséquent. En admettant un principe spécifique indépendant de l'atmosphère,
la logique conduit alors à chercher son neutralisant, et
dès lors on n'a guère plus à s'occuper de l'organisme
malade. C'est ainsi qu'on dévie du droit chemin lorsqu'on apperçoit une fausse lumière à droite ou à gauche.

Ce principe morbide vaut le principe vital. Pendant
des milliers d'années ce dernier a porté les médecins
à se battre contre une ombre ontologique, *la vie;* pensez à un principe cholérique et vous userez votre temps
à chercher un neutralisant, et à oublier l'importance
majeure qu'on doit attacher à l'organisme malade.

Voyons donc ce neutralisant! *l'acide acétique, le chlore,*
l'acide phénique, mais ces moyens désinfectants sont com-
muns à toutes les infections, et leurs bons effets sur
le prétendu principe cholérique pourraient bien faire
penser que ce principe ne diffère guère des autres principes infectieux, viciants, morbigènes. Rien de nouveau
en ceci par conséquent relativement au choléra, et se
réduit à dire : soyez propre, entourez-vous de ce que
la science vous apprend pouvoir désinfecter l'air en
général, le rendre aussi pur que possible, et vous aurez
plus de chances qu'un autre de résister aux influences
morbides, quelles qu'elles soient; en d'autres termes :
respirez un air pur et vous résisterez au mal quel
qu'il soit et d'où qu'il vienne, autant que votre organisation actuelle vous permettra de résister. Banalités,
donc, en effet, et rien de nouveau relativement au
choléra.

Préservation publique.

« *On dit que le choléra vient du Delta du Gange? Il*

est peut-être permis d'en douter, comme on doute que la peste ait pour unique lieu d'origine le Delta du Nil. »

Bien ! très-bien ! Des suppositions ne doivent pas être prises pour des vérités. Cependant pour ceux qui comme nous connaissent la Turquie, il n'est pas douteux que la peste vient de l'exécrable hygiène qui y existe partout, ce qui en fait une contrée où l'on comprend qu'elle naisse, mais où l'on ne peut pas comprendre qu'elle cesse.

« *Pour couper le mal dans sa racine, il faut savoir où est cette racine. Si le choléra de 1865 nous vient de la Mecque, le premier que la France a subi est venu d'autres lieux ! Quelle était l'origine de ce premier choléra, et où irez-vous le chercher ?* »

Très-bien ! On ne peut mieux ; tout cela rapproche du développement spontané du choléra qu'il faudra bien savoir admettre.

« *Les cinq cent soixante-deux Alexandrins débarqués du 1er au 16 juin à Marseille, n'auraient pas répandu le choléra partout où ils sont allés, si au lieu d'être admis en libre pratique, ils avaient été isolés, soignés et purifiés au Frioul.* »

D'abord il est inexact de dire que ces cinq cent soixante-deux Alexandrins ont répandu le choléra partout où ils sont allés, et nous le prouverons bientôt. Ensuite si on ne peut pas dire : NON, pour l'ensemble de la proposition, on ne peut pas dire non plus que Marseille n'aurait pas eu le choléra sans eux ; car :

La *Stella*, navire venant d'Alexandrie, et dont nous parlerons bientôt, arrive à Marseille le 1er juin avec soixante sept pélerins, dont quelques uns malades ; les pélerins repartent de Marseille quelques jours après : NACTIS, ce matelot grec dont il a été question dans le *Supplément au Choléra de Toulon*, arrive à Marseille le 9 juillet et il meurt le 11 ; et cependant les médecins

de Marseille en protestant contre la délibération incroyable
et déplorable du Conseil Municipal de leur cité, (délibération modèle d'impertinence, d'inconvenance et d'ingrati-
tude envers la médecine), ne comptent les morts cholériques
qu'à partir du 27 juillet, c'est-à-dire cinquante jours
environ après le départ des pélerins et quarante jours
après la mort de Naclis ! La contagion, l'infection et la
transmission ont pris leur temps pour agir, comme on
voit. Ces dates sont les meilleures preuves de l'inanité
de l'idée contagioniste, et de la naissance spontanée du
choléra à Marseille qui réunit tout ce qu'il faut pour
cela. Je demande la permission de me servir de la juste
réflexion de M. G** pour prouver qu'elle aurait pu l'avoir
sans eux. Marseille a eu sept fois le choléra, la septième
fois ce sont les Alexandrins qui sont censés le lui avoir apporté ; mais les six autres fois des Alexandrins ne sont pas
venus lui faire cet horrible cadeau ! Quelle était l'origine
des six autres choléras, et où ira-t-on la chercher ? Marseille était mûre, préparée pour être malade ; cela peut arriver à toutes les grandes villes, et le choléra ne lui aurait
pas été apporté d'autre part, qu'elle aurait fini par l'avoir
à son temps, si, comme tout l'indique irréfutablement,
une condition morbide à puissance cholérique existe depuis bientôt cinquante ans dans le milieu où nous devons
vivre : ainsi de Paris, de Madrid, d'Ancône etc., et de tous
les autres lieux malsains, qui successivement finissent
toujours par présenter des cas de la maladie voulue par
la constitution médicale régnante, à leur temps, et que
l'on croit à tort avoir été infectées par d'autres que par
elles-mêmes, etc., etc.

Que l'on ait eu tort de donner la libre pratique à
cinq cent soixante-deux individus accumulés dans des
navires, qui sont eux aussi des foyers d'encombrement
et d'infection, et venant d'un lieu infecté, cela ne peut
pas faire le sujet du moindre doute pour tous ceux qui

2

croient à l'hygiène, cette *alma mater* du genre humain.
Mais de croire après cela que sans eux Marseille n'aurait pas eu le choléra comme la Guadeloupe, par exemple, si la raison cholérique existe encore dans notre
milieu, (et tout le prouve sans discussion possible puisque
son influence apparaît presque partout en Europe et dans
le monde entier, là, où certes, jamais aucun Alexandrin
n'a mis les pieds), ce serait pousser la bonne volonté
trop loin, car la prédisposition était tellement prononcée
à Marseille que la goutte d'eau a fait verser le vase. Nous
le verrons bientôt.

Le choléra n'est pas une maladie différente des autres,
quant à la puissance viciante en général de ses émanations. Toutes les maladies sont *viciantes* du *pabulum vitæ*
à leur manière. Une salle contenant beaucoup d'ophtal-
miques peut donner l'ophtalmie comme elle peut ne fournir qu'un air altéré, produisant toute autre maladie ou
indisposition que l'ophtalmie.

Ainsi du choléra existant dans un lieu sain non pré-
disposant au choléra, il pourra vicier l'air de ce lieu et
indisposer autrement que d'une manière cholérique les
habitants de ces lieux, cela est arrivé mille fois pendant
les émigrations des cholériques : mais s'il tombe dans un
lieu prédisposé à le représenter de nouveau, il s'y repro-
duira incontestablement comme à Marseille tant que la
condition atmosphérique existera : et, je le répète, elle
existe encore, sinon le choléra n'aurait pas ce caractère
d'universalité qu'on lui observe et qui n'est pas vu par les
aveugles seulement, ou par les promoteurs des plus minimes moyens d'expansion du mal. Ainsi donc, dire qu'il ne
faut pas donner la libre pratique immédiate à tout bâtiment infecté d'une maladie quelconque, ou venant d'un
lieu infecté d'une manière quelconque aussi, c'est encore
dire une banalité contre laquelle personne de bon sens et
connaissant l'hygiène ne fera la moindre opposition. Rien

de nouveau ne résulte encore sur ce point des études de
M. G", et rien de tout cela ne saurait prouver l'infection ou la contagion contrairement aux preuves nombreuses et frappantes que la non-contagion et la non-
infection peuvent accumuler. Qu'une sorte d'importation
puisse en être déduite en observant les faits légèrement, je ne dirai pas non, mais seulement dans les
limites posées plus haut, et cette importation peut être
empêchée et rendue impuissante, non pas par la réunion
et la concentration dans un point seulement des bâtiments
et des personnes infectées, mais par leur aération *pure*,
leur dissémination la plus large et leur désinfection, toutes
choses qui peuvent être bien faites et en très-peu de temps
si l'on a l'espace voulu et l'air pur indispensable surtout.

CONCLUSION :

« *Le choléra est une provenance, il faut lui fermer toutes*
les portes dont nous avons la clef en main. » . . . . . .

. . .. « . . . .

Qu'y a-t-il de mieux démontré que ce transport matériel
d'Alexandrie à Marseille par la Stella *et cette introduction*
dans la vieille ville. »

Mais il est impossible d'entrevoir la liaison de cette conclusion avec les faits sérieusement étudiés! Une maladie
ne peut être une *provenance* que tout autant qu'elle est
contagieuse ou *infectieuse!* Or, voici les faits relatés par
M. G*** : du 1er au 16 juin, il est entré dans les ports de
Marseille quatre bâtiments venant d'Alexandrie où existait
le choléra. Sur l'un des quatre, la *Stella,* arrivé le 1er juin
avec quatre-vingt-dix-sept passagers, il y avait soixante-
sept pélerins algériens venant de la Mecque. En tout, ces
quatre bâtiments avaient apporté cinq cent soixante-deux
passagers, dont cent quatre-vingt-dix du dernier, arrivé le
16, le *Saïd,* furent mis en observation au Frioul.

M. G*** n'affirme le choléra que sur la *Stella,* et parmi

les soixante-sept pélerins ; s'il avait existé sur les autres,
M. G*** n'aurait pas manqué de le dire. Deux de ces pélerins meurent en mer, on ne sait de quelle maladie, et il
est probable que si des symptômes cholériques avaient eu
lieu chez eux, le capitaine ou les passagers n'eussent pas
manqué de le remarquer, de s'en effrayer et de le dire. Un
troisième est débarqué *bien malade,* voilà ce qu'on se contente de dire, avec les soixante-quatre autres à Marseille où
ils sont reçus et logés dans une des batteries du fort St-Jean ;
parmi eux, dit le commandant Dol du fort, *il y en avait de
bien malades* ; ici encore le mot choléra n'est pas prononcé,
et cependant un cholérique est facilement reconnu par tout
le monde, en général. Ce troisième pélerin meurt le soir
du débarquement dans la batterie du fort St-Jean. Le lendemain le Commandant envoie chercher le chirurgien
de service pour constater la mort, ce chirurgien certifie,
d'après le dire des camarades du décédé et *l'observation du
cadavre,* qu'il est mort de dyssenterie chronique. Il me
semble que si cet homme était réellement mort du choléra,
le chirurgien militaire de service n'eût pas manqué de le
reconnaître et de le dire. Un individu étranger aux connaissances médicales peut ne pas distingner un cholérique vivant ou mort, s'il n'en a jamais vu toutefois, car,
lorsqu'on en a vu, on en est encore plus impressionné
quand on n'est pas médecin, que les médecins eux-mêmes:
mais il n'est pas un médecin au monde qui puisse ne pas
reconnaître un cholérique vivant ou mort, même sans en
avoir jamais vu, par le souvenir seul des descriptions
symptômatiques qu'il a dû lire souvent, et à plus forte raison lorsqu'il a pu voir et soigner des cholériques vivants,
et autopsier des cholériques morts; à moins cependant que
le malade cholérisé ne soit mort des suites de la réaction
et pendant la période ultime à forme typhoïde; cas, dans
lequel, on doit l'avouer, les signes extérieurs de l'affection
cholérique peuvent s'effacer assez, pour que le cadavre

puisse ne plus avoir rien d'assez caractéristique, pour que celui qui n'a pas vu le malade avant ne soit pas embarrassé de préciser la maladie ; mais dans ce cas et pour le sujet en question la période algide aurait dû avoir été remarquée par les habitants du navire, par le capitaine surtout qui n'aurait pas manqué d'en conserver le souvenir, et de le dire à M. G***.

Continuons :

Les pélerins partent du port de St-Jean pour aller à l'embarcadère. Ils font un trajet d'environ un kilomètre *à côté de la vieille ville*, occompagnés d'un certain nombre de *curieux*. Ils s'embarquent et partent. Ils n'ont contagioné ou infecté personne à bord de la *Stella !* personne dans le fort St-Jean, et puis, parce que dans la nuit du 14 au 15 juin, quelque temps après le départ des pélerins, on trouve, non à bord des bâtiments venus d'Alexandrie et supposés infectés, mais à terre, du côté des escaliers de la *Major*, à deux ou trois cents mètres de la *Stella* au moins, deux hommes étrangers au navire, cholérisés, d'après le dire d'un pharmacien :

Parce que un paysan, dont la femme est blanchisseuse, meurt du choléra après avoir reçu un paquet de linge sale provenant d'un individu récemment arrivé d'Espagne, (sans faire connaître si cet individu avait eu le coléra ou non), et sans que sa femme en souffre !

Parce que plusieurs facteurs *à l'arrivée* de la poste, qui touchent les lettres venues de l'Orient sont atteints du choléra pendant l'épidémie :

Parce que le choléra de Marseille ressemble à celui de la Mecque, comme si tous les choléras ne se ressemblaient pas partout !

Parce que le choléra est observé dans la vieille ville qui envisage le port dans lequel la *Stella* est entrée !

Parce que, enfin, on n'a à donner que d'aussi piètres raisons en quantité et en qualité que celles-là, on se croit

en droit de conclure que le choléra a été importé ! ! M. G···
a le bon sens de s'arrêter ici, mais d'autres ajoutent qu'il
est certainement infectieux et contagieux d'après ces
quelques raisons qui, comme nous allons le voir, sont
plutôt en faveur de la non-contagion, de la non-infection ,
et de la non-importation quand on les étudie comme il
faut, que pour l'opinion contraire.

Et en effet :

Comment ! ces sales pélerins *porteurs* et *transmetteurs*
du choléra de la Mecque, ne s'infectent pas même entr'eux,
puisque soixante-quatre sur soixante-sept n'ont pas le
choléra que trois sont *supposés* avoir sans que rien ne le
démontre péremptoirement, malgré des rapports aussi immédiats que ceux qu'ils ont ensemble !!...

Ils n'infectent pas le fort St-Jean, malgré l'odeur musquée de la poterne. M. G··· ignore sans doute que les Musulmans s'imprégnent volontiers de ces odeurs, et qu'ils
font usage de pastilles dites du sérail répandant cette sen-
teur. Ils n'infectent pas non plus le chirurgien qui vient les
visiter, ni le capitaine, ni les habitants du fort ! Ils n'ont
pas infecté ni cholérisé les autres passagers ou les hommes de l'équipage de la *Stélla* !

Ils n'ont pas infecté ceux qui les ont accompagnés !

On ne dit pas qu'ils aient infecté le bâtiment sur lequel
ils sont partis de Marseille pour aller à Alger probablement, puisqu'ils étaient Algériens. Ils n'ont pas infecté
Alger que je sache, puisque Alger n'a eu de cholériques
que dans ces derniers temps.

Et puis :

Parce que on trouve deux hommes cholérisés à une assez grande distance du port Napoléon où était la *Stella* :

Parce que la vieille ville voisine de ce port présente des
cas de choléra après l'arrivée de ce bâtiment :

Parce que le mari d'une blanchisseuse qui, elle reste
indemne, meurt du choléra :

Parce que quelques facteurs à l'arrivée de la poste, sont atteints du choléra, pendant l'épidémie, on en déduit que le choléra a été importé à Marseille par ces pèlerins? et par des lettres d'Orient ! ! ! Mais il n'y a que les doses infinitésimales homœopathiques, qui augmentent d'action par leur plus grande atténuation, qui puissent opérer de tels miracles. Comment! la matière cholérique importée par les pèlerins, concentrée, massée autour d'eux n'agit pas même sur eux tous, elle n'agit pas sur ceux qui les approchent, sur ceux qui sont dans le même navire! Et des émanations atomistiques dilatées à l'infini, imperceptibles, (qu'il faut admettre de par l'autorité de MM. les contagionistes quand même, qui nous assurent qu'un jour MM. COSTE et PASTEUR les saisiront et nous les montreront), et des effleuves autant atténuées pourraient aller saisir à distance, et ces hommes de la Major, et la vieille ville voisine, et les facteurs à l'arrivée du courrier, et finalement de proche en proche la ville entière, et la province, et la France, et l'Europe ! de manière à se voir obligé d'admettre qu'il vaut mieux être au milieu d'un foyer cholérique que d'en être éloigné !

C'est à ne pas y croire, et cependant cela a été écrit et lu ou communiqué sérieusement et de bonne foi, aux Sociétés savantes qui l'ont approuvé sans plus ample informé.

Eh bien ! avec autant de sérieux et de bonne foi que M. G***, je pense que tous ces faits sont, ainsi que je l'ai dit, plutôt en faveur de l'opinion anti-contagioniste et anti-infectioniste, et contre l'importation ainsi entendue et appliquée à un germe ou principe cholérique et seulement cholérique ; et je le prouve en faisant observer que la raison et que la logique s'opposent à croire que les deux hommes de la Major aient été cholérisés à distance, par des émanations atténuées d'une matière qui en masse ne produisait rien sur ceux qui étaient sous l'influence de cette masse :

Que ces deux choléras, indépendants de l'influence mor-bifique des pélerins de la *Stella*, et de la *Stella* elle-même, auraient eu lieu sans l'arrivée de ces pélerins et de ces bâtiments :

Que la vieille ville de Marseille ne vaut guère mieux sous le rapport hygiénique, vu sa construction, l'étroitesse de ses rues, la hauteur des maisons, l'espéce de population que ses maisons surhabitées contiennent, et les habitudes et mœurs de cette même population, que les villes turques; que par conséquent les choléras qu'elle a présenté lui ap-partiennent en propre, comme appartiennent aux autres lieux mal-hygiéniquement constitués et administrés les choléras qui s'y déclarent ; comme les choléras développés sur les bords du Gange appartiennent à ces bords malsains :

Que par conséquent, le choléra n'a pas été importé à Marseille, qu'il y couvait, qu'il s'y serait développé spon-tanément tôt ou tard, comme il se développe spontanément sur les bords du Gange, et partout où il existe des causes infectieuses locales ou individuelles auxiliaires de la cause générale atmosphérique, que tout ce qui se passe sur la terre depuis longtemps démontre d'une manière irrécu-sable :

Et qu'en définitive le choléra de Marseille de 1865, sep-tième invasion de la même maladie dans la même ville, qui n'a pas toujours reçu de pélérins de la Mecque, n'a pas été une provenance mais seulement une coïncidence qui pourra se renouveller, et qui se renouvellera immanqua-blement tant que cette ville restera ce qu'elle est hygiéni-quement, et tant que la cause générale de cette maladie existera ; à des époques, dans des saisons et des circons-tances données, et je persiste à croire que cette conclusion vaut bien la sienne.

En lisant les études de M. G*** je fus étonné de voir qu'en croyant à l'importation, il cherchait à se débarrasser des mots *contagion* et *infection*, en disant : *que ces mots*

n'éclairaient rien. M. G*** a l'esprit trop droit et trop logique pour ne pas avoir senti que tout ce qu'il observait,
que tous les faits rapportés par lui étaient, ainsi que je l'ai
fait remarquer, contraires d'une manière incontestable à
l'infection et à la contagion, aussi a-t-il dit que ces mots
n'éclairaient rien. Ils n'éclairent rien quand on les con-
fond, ils éclairent tout quand on les sépare et qu'on donne
à chacun d'eux la valeur et le sens qu'ils doivent avoir,
c'est-à-dire : quand par contagion on n'entend que le résultat du contact immédiat, et par infection l'effet du contact
médial par l'air; et il s'est borné à admettre l'importation. Mais il n'a pas réfléchi, qu'ainsi que je l'ai fait
observer ailleurs, l'importation, la transmission ou le transport d'une maladie ne peuvent pas avoir lieu sans *contagion*
ou sans *infection ;* car, comment se transmettrait-elle d'un
individu à un autre sans *contagion* ou sans *infection ?* Si le
choléra a été importé à Marseille par les pélerins, c'est
que ces pélerins étaient contagieux ou infectieux, et comme
nous avons démontré qu'ils n'étaient ni infectieux ni contagieux, spécifiquement surtout, d'une manière claire,
patente, certaine, il s'ensuit encore que le choléra de mil-
huit-cent-soixante-cinq n'a pas plus été importé à Marseille que tous les autres; et que le développement spontané de cette maladie dans un lieu malsain n'est pas plus
étonnant, ni plus difficile à comprendre, ni moins raisonnable à admettre que celui de tout autre maladie, que la
peste en Turquie, que les thyphus dans les lieux encombrés
d'organismes malades, que la fièvre jaune ailleurs, etc., etc.

ACADÉMIE IMPÉRIALE DE MÉDECINE
Séance du 17 octobre 1865,
M. WORMS. — MÉMOIRE SUR LE MODE DE PROPAGATION DU CHOLÉRA.

Commentaire du résumé fait par l'auteur de ce mémoire.

Mon but et mon ambition étant de prouver que la vue

théorique née des faits cholériques autrement compris et
expliqués, qu'on ne le fait lorsqu'on observe le choléra au
milieu même des foyers où il se développe, suffit aux conditions imposées aux doctrines pour être admissibles, je
vais répondre à toutes les propositions et à tous les points
d'interrogation posés par l'auteur.

« 1° *Depuis mil huit-cent-dix-sept, et à partir du Delta
du Gange, le choléra a toujours suivi les voies de communication les plus fréquentées.* »

Pourquoi avant mil huit-cent-dix-sept le choléra n'a-t-il
pas quitté les bords du Gange ? En mil huit-cent-dix-sept
cependant les communications n'étaient pas plus rapides
qu'auparavant ?

Depuis lors M. W· dit : *qu'il a suivi toujours les voies plus
fréquentées.*

Une cause générale n'existant pas ou peu avant mil huit-
cent-dix-sept, peut seule répondre à la première demande.

Quant à la seconde remarque de M. W· il est évident que
si cette cause générale a besoin d'un auxiliaire tel qu'une
viciation quelconque de l'air, elle ne pouvait guère la
rencontrer que là ou l'air est plus ou moins vicié, c'est-à-
dire dans les voies de communication les plus fréquentées
et non dans les autres. Ceci ressemble à une naïveté.

« 2° *La rapidité de sa marche a toujours été en rapport
avec celle des moyens de locomotion des hommes.* »

Pouvait-il en être autrement ? La rapidité des moyens
de communication ne diminue ni n'augmente les raisons
qu'un homme a d'être atteint par le choléra, s'il est dans
les conditions voulues pour être atteint,

Ensuite : pourquoi le choléra s'est-il étendu dans le
monde à partir de 1817-18-19 etc.; alors que les communications n'étaient pas plus rapides qu'avant ?

M. Bonnafont, dans sa note sur le moyen prophylactique,

le seul efficace, selon lui, à opposer aux invasions du choléra en Europe, (l'assainissement du Gange et de tous les autres fleuves d'Asie qui fournissent les miasmes propres au choléra indien, travail aussi facile, à dire d'expert, que de vider la mer.) M. Bonnafont, dis-je, croit en avoir trouvé la raison dans la négligence de l'administration anglaise, qui a laissé se détériorer les canaux et les travaux de dérivation faits par les Indiens ; ce qui a augmenté considérablement les surfaces exhalant des miasmes cholériques, et rendu possible la viciation générale de l'atmosphère, dans des proportions tellement grandes que le transport du mal par celui de sa cause spécifique a pu s'effectuer.

Je ne sais pas si l'on admettra une pareille étiologie, mais en supposant qu'il en soit effectivement ainsi, il en résulterait toujours la reconnaissance d'une cause générale existant dans le milieu où l'homme doit vivre, indépendante des causes infectieuses locales, ayant besoin de ces dernières ; et l'opinion de cet honorable confrère se rapprocherait singulièrement de la nôtre : mais nous allons voir combien cette cause générale spécifique, ainsi limitée, est insuffisante pour s'adresser à toutes les circonstances du développement du fléau. Du reste nous verrons plus loin que d'autres personnes affirment que les Anglais au lieu d'avoir laissé se détériorer les travaux faits par les Indous en ont fait d'immenses et d'admirables.

« *3° La marche de la maladie s'est effectuée dans un grand nombre de cas dans une direction contraire aux courants atmosphériques les plus violents.* »

Peut-on mieux annuler la valeur de la proposition précédente ?

Ceci ne prouve-t-il pas, en effet, que ce ne sont pas de simples courants d'effluves indépendants de l'atmosphère, et comparables aux œufs de M. Pasteur, qui portent le mal

ça et là, et plutôt ici que là ? Mais que la cause générale
épidémique existe dans tout le milieu où nous sommes
obligés de vivre, et qu'elle n'est pas autre chose qu'un
changement intime opéré dans sa constitution propre par
l'effet du temps, ainsi que nous en avons démontré la possibilité, et *l'inévitabilité* par la succession des temps, dans
le *supplément* qui a précédé cet appendice?

« *4° Il n'existe pas un seul cas dans la science où une île,
où un port a été primitivement infecté, sans qu'il ait été visité par un bateau provenant d'un lieu infecté.* »

M. W· aurait de la peine à prouver cela d'une manière
aussi absolue qu'il l'avance. Je n'en veux donner ici qu'une
seule preuve que je trouve dans *l'Union*, N° 138, (1865), où
il est dit : que, les Baléares et Malte, malgré les quarantaines, ont été cruellement décimées (1). Notre façon de
penser n'est pas exposée à de si cruels mécomptes ; l'universalité de la cause générale, l'universalité des défauts et
des erreurs hygiéniques font comprendre et expliquent
merveilleusement toutes les exceptions, toutes les contradictions, toutes les plus minimes circonstances des époques
cholériques. Les causes locales ne sauraient être mises
en doute. Quant à la cause générale, même sans faire
attention à tout ce qui pourrait suffisamment en démontrer
l'existence, posons-nous cette question? Le milieu atmosphérique terrestre est-il ce qu'il était au commencement
de notre planète?.... Qui osera dire oui?.... Il a donc
changé?.... Qui osera dire non?.... La succession des
siècles le modifie donc?....

Doit-il exister un rapport entre la constitution intime de
ce milieu et les êtres qui se meuvent en lui? Le doute

(1) Depuis que j'ai écrit ceci, le choléra s'est développé instantanément et spontanément à la Guadeloupe, sans qu'il soit possible de
l'attribuer au plus petit pèlerin algérien, ou à tout autre *transmetteur*,
selon le docteur L'Herminier. *Union 142 — 1865.*

n'est pas permis ! Ce qui le prouve, c'est que bon nombre d'êtres ont disparu de sa surface parce qu'il n'a pas été constitué de manière à conserver les rapports nécessaires entre lui et ces êtres. La transition s'est faite graduellement, et elle continue pour nous comme elle s'est effectuée pour eux. Quand les combinaisons matérielles organiques actuellement existantes, se seront habituées aux modifications que leur milieu présente, une vie relative à elles s'établira, comme elle s'est établie graduellement dans les temps écoulés chez les êtres alors existants ; un temps d'arrêt aura lieu et durera jusqu'à la nouvelle modification que les périodes de l'infini pourront de nouveau produire en lui. Rien de tout cela n'est purement hypothétique. Des faits qu'on ne peut comprendre que par ces idées se succèdent continuellement, et l'étude de la Géologie porte invinciblement et logiquement à conclure ainsi.

La vie (1) est en moins sur la terre relativement au degré de puissance qu'elle avait dans les premières époques. Vivons-nous autant que les Patriarches ? Sommes-nous forts comme les anciens peuples ? Plus près de nous, où trouverez-vous des guerriers pouvant endosser les armes qui figurent dans nos cabinets ? La végétation actuelle comparée aux échantillons de celle des premiers jours, qu'est-elle ? Nous avons beau fermer les yeux en disant : nous sommes ce que nous étions hier ; les changements que nous éprouvons sont si lents, si graduels, si insensibles qu'ils passent inaperçus ; mais si nous sommes ce que nous étions hier, nous ne sommes plus ce que nos prédécesseurs étaient dans le temps éloigné que nous rappelons. Pour moi, c'est une conviction profonde, notre atmosphère a moins de puissance vivifiante qu'autrefois ; il a même

(1) Pour la facilité de l'argumentation je me sers de cette ontologie, mais on sait ce que je veux dire par ce mot. Je l'ai défini bien assez souvent dans mes autres travaux.

dans ce moment-ci, un pouvoir altérant relatif qu'il n'avait pas quand il était mieux en rapport avec nos organisations qu'il ne l'est ; les causes infectieuses altérantes, locales ou individuelles s'unissant à elle pour détériorer notre organisme, y parviennent à des époques et dans des circonstances données, et la maladie, sinon la mort, en sont la suite. Voilà l'histoire et les causes du choléra ; et il me semble que cette façon de penser est plus scientifique, plus satisfaisante et plus vraie, que ces opinions restreintes, limitées à quelques faits, et insuffisantes, qui naissent de l'observation terre à terre des phénomènes généraux qui s'offrent à nous en tout temps, et en tous lieux. Tout ce qui précède se réduit à ceci : un homme par des excès, par un défaut d'hygiène, par l'inspiration surtout d'un air impur est *prédisposé* à la maladie ; le milieu altérant dans lequel nous vivons aujourd'hui augmente cette prédisposition, et quand le degré de cette *prédisposition* a atteint certain point, la maladie se déclare — parce que l'agrégat organique a été conduit aux limites des combinaisons matérielles pouvant permettre le mouvement vital — avec certains symptômes auxquels nous avons donné le nom de cholériques, parce qu'ils ressemblent à ceux qu'on observe sur les bords du Gange, et auxquels cette épithète a été imposée : voilà tout, et avec cela je comprends et j'explique tout, tout ! sans exception. Qu'une *autre vue* théorique en fasse autant ou mieux, et je ne serai pas le dernier à l'accepter.

« *5° C'est toujours à la frontière continentale que se sont montrés les premiers cas quand le choléra est arrivé par voie de terre.* »

Évidemment si le choléra arrive, et qu'il arrive par la voie de terre, c'est par la frontière qu'il doit débuter si la frontière contient des centres de population ayant les causes locales nécessaires pour aider la cause générale. Sans ces conditions il passe par dessus la frontière sans plus s'en inquiéter que du triple cordon sanitaire qui ceignait Moscou en 1830 : et en lisant les considérations sur l'origine, les causes et le mode de propagation du choléra, du docteur Foissac, on ne serait pas en peine de trouver des frontières franchies sans arrêt préalable du fléau en elles. Ces sauts du mal ne trouvent pas leur raison d'être dans le mode de propagation par contagion ; l'existence d'une cause générale existant partout comme l'air, et n'agissant que là où elle rencontre les auxiliaires dont elle a besoin, les explique sans efforts ni contradiction apparente.

« 6° *Dans un immense nombre de cas, les bateaux infectants avaient eu à leur bord des malades cholériques. Il en a été de même des grandes colonnes d'hommes qui toujours ont eu leur point de départ dans les pays infectés.* »

Quelqu'immense que soit le nombre de cas où les bateaux infectants avaient eu à leur bord des malades cholériques, il paraîtrait que dans quelques cas, au moins, des bateaux prétendus infectants n'avaient pas eu le choléra à leur bord, et alors comment ces bateaux avaient-ils été infectants ?....

Les colonnes d'hommes et les bateaux ne sont pas pourvus de l'air le plus pur, et l'impureté relative de celui qu'ils possèdent peut suffire, dans certains cas, pour permettre à la cause générale d'agir.

« 7° *Jamais dans une colonne d'hommes, sur un bateau, dans une localité il n'y a eu un nombre considérable et simultané de cas de choléra sans qu'il se soit montré auparavant des cas isolés.* »

Qu'est-ce que cela prouve ? Que dans une colonne d'hommes, sur un bateau, dans une localité, il peut y avoir un air ou toute autre cause adjuvante de la cause générale.

Les cas isolés antérieurs sont dûs au plus prédisposés ; les subséquents, à *l'arrivage* des organismes fréquentant ces lieux, par la puissance augmentée de causes locales,

sous l'influence d'un moyen quelconque, au point voulu de
modification morbide pour que la cause générale puisse
rendre cette modification encore plus forte, et provoquer
ainsi l'explosion des symptômes, que provoquent et qui indiquent cette altération suprême.

« *8° Dans un nombre considérable d'épidémies la maladie
a été importée par des individus déterminés et déjà atteints
par la maladie plus ou moins confirmée.* »

D'abord il paraitrait encore ici que toutes les épidémies
ne peuvent pas se prévaloir de l'importation ! Et alors comment les comprendre autrement que par une évolution
spontanée ? Cette difficulté n'existe pas pour nous, et notre
manière d'interpréter le phénomène cholérique s'applique
aussi bien et aussi logiquement aux cas d'importation apparente, qu'à ceux où toute importation est impossible à
prouver ; tandis que les partisants absolus de la transmission ne peuvent qu'avouer leur impuissance, et reconnaître
que leur opinion ne peut être appliquée qu'à la minorité
des faits.

M. W˙ a eu raison de dire : dans un *nombre considérable*
d'épidémies, et il aurait pu et dû ajouter : et dans un nombre, au moins, si non plus considérable d'épidémies la
maladie n'a pas paru être importée : en outre, si les *importateurs déterminés* des épidémies où la transmission a pu
être invoquée, ne peuvent pas être reconnus plus franchement *transmetteurs* du mal que le matelot grec Nactis et
que les pélerins algériens dont il a été question dans le
Supplément au Choléra de 1835, — qui a paru avant ce tra-
vail-ci, — la transmission ne peut pas se vanter d'être basée
sur des preuves irrévocables, ne permettant aucune objection et emportant d'emblée la conviction contagieuse.
Cause générale aidée des causes locales, et coïncidences,
avec cela le sens logique médical est satisfait. Hors de là, il
se heurte à chaque instant à des contradictions, à des

impossibilités humiliantes, et il faut bien le dire à des absurdités déplorables en tout sens.

« *9° Des objets maculés par des déjections cholériques pendant une traversée, et apportés à terre, sans que les passagers aient abordé, ont déterminé l'infection chez des personnes qui les ont lessivés. L'aptitude à l'infection a pu être de vingt jours.*

Ici je ne veux rapporter que le cas de la femme de ce paysan de Marseille, et lessiveuse, cité par M. G***, et dont j'ai parlé dans mon *Supplément*. Eh bien, qu'est-il arrivé à cette femme ? Qu'elle a pu laver le paquet de linge provenant du bateau la *Stella*, ayant appartenu à un matelot du bord qui n'avait pas eu le choléra, sans être malade. — Il n'est pas étonnant, dira-t-on alors, qu'elle n'ait pas été malade ! Mais alors aussi pourquoi se sert-on du même paquet pour expliquer la maladie du mari. — Tandis que son mari qui, dit-on, avait le premier ouvert le paquet eut la maladie et en mourut. L'aptitude à l'infection n'avait pas dépassé vingt jours, je pense ? Cette femme n'avait pas resté vingt jours sans toucher le linge du paquet que son mari avait ouvert, et son mari seul en souffrit ; de sorte que malgré les termes de l'aphorisme de M. W*, c'est précisément la personne qui a lessivé le linge, lequel ne pouvait pas être maculé par des déjections cholériques puisque le maître de ce paquet n'avait pas eu le choléra, qui n'a pas été malade, quoique le temps voulu pour que le prétendu poison cholérique perde son activité malfaisante ne fut pas écoulé !... Assez de contradictions, d'insuffisances patentes, d'impossibilités flagrantes comme cela : et, de bonne foi, est-il possible d'expliquer ce cas autrement qu'en reconnaissant que l'époque de la maturité du choléra pour Marseille approchait, était même arrivée ? Que ce paysan était aux limites de cette maturité, et que coïncidemment avec l'ouverture d'un paquet venant d'un lieu suspect, mais

ne pouvant nullement être regardé comme suspect lui
même pour les raisons irréfutables données, ce paysan
a en ce qu'il n'aurait pas manqué d'avoir sans l'ouverture de ce paquet si inoffensif pour les autres, et surtout
pour sa femme ? Ah !... si mon opinion ne me rendait pas
mieux raison des faits, je n'oserais certes pas l'avouer à
moi-même.

« 10. *Les maladies gastro-intestinales qui , dit-on , précé-
dent l'invasion du choléra , ont fait défaut dans les trois
quarts des épidémies locales. Très souvent ces maladies ont
régné sans être suivies du choléra.* »

Cela est vrai et prouve que le choléra est autre chose
qu'une maladie gastro-instestinale , ainsi que je l'ai démontré dans le *supplément*. Ces maladies ne sont que des complications redoutables mais non le choléra, nous avons dit
pourquoi.

« 11. *Le plus souvent les cas de choléra déclarés dans un
point d'une localité , ont été suivis d'un certain nombre de
cas rapprochés des premiers, même maison , même rue, même
quartier.* »

Très-souvent cela ne se passe pas ainsi, mais quand
cela arrive l'explication en est bien simple : là où il existe
des causes d'atteinte, elles n'existent pas seulement pour une
seule personne ; les plus prédisposés commencent, les moins
accessibles suivent. Entre mille et mille faits qui prouvent
qu'il n'en est pas toujours ainsi, je ne rapporterai que les
suivants :

En 1849, il y eût dans la ville de la Seyne-sur-mer dont
j'étais maire et où j'exerçais la médecine , quinze cas de
choléra dans quinze maisons, dans quinze rues et dans quinze
quartiers différents, dont quelques-uns furent mortels, sans
que ces maisons, ces rues et ces quartiers aient présenté
des cholériques avant ou après : voir les numéros de l'*Union*
des 22 et 29 juillet 8 et 15 août 1854 , qui contiennent la

relation de ces faits remarquables, prouvant sans réplique raisonnable possible l'inanité de l'infection, de la contagion et de la transmission. Il n'y eût à la Seyne pendant toute cette période cholérique, qui sévit à Toulon à cette époque, (c'est-à-dire à trois ou quatre milles de cette petite ville) et où les choses ne se passèrent pas aussi bénignement, et avec laquelle la Seyne avait des rapports nombreux journaliers, que ces quinze cas isolés. Il semble qu'une bonne fortune me suit pour me montrer la voie de la vérité : en 1835 je suis forcé par ma position ne ressemblant à aucune autre (1) de reconnaître et de proclamer le peu d'activité de la cause générale, et surtout son existence positive ailleurs que dans les foyers d'infection, ainsi que la non-contagion : en 1849, les faits précités viennent encore mieux confirmer mon opinion et la consolident en prouvant incontestablement la non-transmission.

J'ai dit ailleurs que Grasse, où j'écris, avait été indemne de la maladie. Eh bien ! je m'étais trop pressé. Si cette exemption avait été absolue on aurait pu dire qu'une cause générale ne cherche pas à influencer toutes les localités ; mais, pour venir en aide à notre manière de penser un ouvrier du pays, habitant Marseille, et atteint de cholérine, est arrivé chez ses parents malheureux à Grasse, en vomissant et en venant à tout moment du corps en route. Le lendemain il a été reçu à l'hôpital où il a guéri sans infecter ses parents, ni l'hôpital, sans transmettre rien à la ville. Longtemps après un malheureux de la ville a été apporté à l'hôpital, bien et dûment cholérisé ; huit jours après sa femme est venue le rejoindre avec le choléra aussi, ils ont guéri tous les deux, sans infectionner ni l'hôpital, ni leur maison, ni leur rue, ni leur quartier, qui n'avaient pas présenté des malades avant et qui n'en ont plus présenté après. En vérité, puis-je croire

(1) Voir mon choléra de Toulon de 1835 J'-B. Baillière.

après tout cela à l'infection, à la contagion, à la transmission ? Puis-je ne pas croire à une cause générale, aussi bien présente à Grasse qu'à Marseille, à des prédispositions locales ou individuelles, et surtout à la bénignité de la cause générale dans les lieux sains. L'ouvrier qui arriva de Marseille, où il s'était infecté, vint s'assainir à Grasse sous l'influence de l'air pur et parfumé de cette ville : (épithète qu'on peut adjuger, sans vanterie ni exagération poétique, à la potion d'atmosphère de cette cité, puisque dans ce moment-ci même 27 novembre, outre les exhalaisons aromatiques fournies par les fabriques de parfumerie, les champs sont encore couverts de jasmins que le bel automne dont nous avons joui a entretenu en fleurs jusqu'à présent;) cet ouvrier, dis-je, qui serait mort, sans doute, dans l'air vicié de la grande ville, est venu se revivifier dans l'air pur de Grasse, à l'inverse du matelot grec, *Nactis*, dont j'ai rapporté le fait, lequel parti sain et sauf d'Odessa vint s'infectionner à Marseille, où il mourut en quelques jours. Tirez de tout cela des arguments en faveur de la palinodie, qu'on paraît disposé à chanter je ne sais vraiment pourquoi, si c'est possible, et j'admirerai le tour de force qu'il faudra exécuter pour en faire sortir la moindre parcelle de contagion, d'infection, voire même de transmission; mot avec lequel on cherche à se faire illusion sur la reculade scientifique qu'on est disposé à faire, comme si la transmission pouvait être autrement comprise et s'effectuer que par l'infection ou la contagion !

12° « *Les cas développés à une distance plus grande et en nombre considérable, ont été toujours séparés des premiers par un temps appréciable.* »

Pendant ce temps que sont devenues l'infection ? la contagion ?...

Comme il n'est plus possible de les invoquer dans cette circonstance, on se rejette alors sur deux autres mots,

1º le *germe*, persistant et s'élaborant ! et, 2º la transmission au moyen de ce germe qui finit par devenir infectieux ou contagieux ; car, pas de transmission possible sans infection ni contagion ; et voilà comme quoi l'explication des faits finit par des jeux de mots décrivant un cercle sans issue raisonnable possible.

Pour nous cet intervalle dans les attaques a lieu, parce que les prédispositions ne sont pas toutes égales — elles sont infinies comme les individualités — pour pouvoir éclater toutes à la fois, sous l'influence de la cause générale ; et les intervalles qui séparent les attaques ne sont que le temps qu'il a fallu afin que les prédisposés le devinssent davantage, et assez pour que la cause générale puisse leur donner le coup de grâce. Ici point de contradictions entre la théorie et la pratique ; pas d'éclipses de l'infection et de la contagion pour reparaître sous le nom de transmission un peu plus tard ; ici enfin de la simplicité et de la logique avec accord entre la vue théorique et la succession des faits, choisissez !

« *13. Les personnes atteintes de cholérine peuvent déterminer autour d'elles le choléra.* »

Elles peuvent aussi ne rien déterminer, et c'est ce qui arrive même le plus souvent malgré ceux qui croient à la contagion, et même à la transmission et au germe : et dans les circonstances où des attaques de choléra accompagnent ou suivent des cholérines, il n'est besoin pour s'en rendre raison que de se rappeler, que tout ce qui peut survicier l'air peut aider la cause générale à produire tout son effet.

« *14. Les lieux très-élevés sont moins atteints que les lieux bas.* »

Pour nous qui croyons à la toute puissance d'un air pur contre le choléra, cette proposition ne fait qu'affirmer notre théorie? Il n'en est pas de même, ce me semble, pour la théorie contraire ; car, l'infection, la contagion, la transmission doivent aussi bien s'effectuer dans des lieux très-élevés que dans des localités très-basses.

« *15. La propagation se fait plus facilement dans des localités humides et bâties sur des terrains d'alluvion que sur des lieux bâtis sur des terrains siliceux.* »

Ceci est un fait d observation qu'une plus longue expérience pourra seule faire accepter comme une vérité positive, en attendant, cependant, je crois entrevoir qu'il est plutôt en faveur de notre opinion, que d'une autre, la pureté de l'air devant être plus possible sur des terrains siliceux que sur ceux d'alluvion ou humides, vu les émanations viciantes que la connaissance de la composition intime de ces derniers terrains permet d'admettre.

« *16. Les foyers de choléra ont été très-souvent observés dans le voisinage des matières animales ou végétales en putréfaction.* »

Ceci est trop selon nos vues pour que nous ayons besoin de l'indiquer longuement. Je ferai seulement observer qu'il est possible d'en conclure, qu'il n'est pas besoin d'un poison, d'un germe, d'un principe cholérique spécifique, tout à fait particulier, pour que le choléra puisse se développer. La simple viciation de l'air par des émanations altérantes quelles qu'elles soient, suffit, ce qui diminue considérablement l'importance accordée à la spécificité présumée du fléau.

« *17. Le manque d'aération, la malpropreté habituelle ont le plus souvent coïncidé avec le développement du choléra.* »

Mèmes réflexions que ci-dessus. Tous ces faits d'observation s'accordent merveilleusement avec une vue théorique qui, comme la nôtre, fait de la pureté de l'air la condition *sine quâ non* de l'avortement du choléra ; et de l'impureté de ce milieu la condition nécessaire de son développement et de ses excès. Mais s'accordent-ils aussi bien avec celle qui ne fait de toutes ces manières d'être du *pabulum vitæ* que des conditions très-accessoires de l'éclosion et des ravages du choléra? et à laquelle il faut un principe particulier, un poison spécifique pour s'en rendre mal et insuffisamment raison ? Est-ce que les vrais et incontestables principes morbides spécifiques tels que ceux de la variole, de la vacine, de la syphilis etc., n'envahissent pas un organisme propre aussi bien qu'un sale et impur :

Est-ce que les vrais virus, ou ferments, ont besoin pour agir à leur manière de la propreté ou de la saleté des lieux où on les emploie.

Un principe spécifique qui est annihilé par la simple propreté d'un lieu semble singulièrement n'être lui-même que le résultat de la simple et seule saleté des localités.

« 18. *L'âge, le sexe, la race, la diversité des professions ne présentent pas des différences saillantes à la réceptivité.* »

Parce que *tout sang* peut être vicié de la même manière par l'acte respiratoire.

Nous pensons, cependant, que quand l'attention sera portée sur ces points-là, on trouvera des différences plus saillantes que celles qu'on accuse ici : tout ce qui détermine une diminution de vitalité devant rendre, selon nous, plus ou moins apte à toute nouvelle cause de maladie selon les âges, le sexe, les professions surtout, etc.

« 19. *L'abaissement de la température a souvent coïncidé avec un abaissement dans le chiffre des victimes. Souvent le retour de la chaleur a coïncidé avec la recrudescence de l'épidémie.* »

Le choléra a sévi violemment en hiver comme en été ; par — 9°, et sous une température de + 35°; cela peut et doit être prouvé si l'on a bien compris les idées théoriques que nous défendons : tandis que ceux qui ne croient qu'à l'influence d'un miasme, d'un poison cholérique feront difficilement comprendre pourquoi des miasmes condensés

par le froid sont moins actifs que des miasmes dilatés par
la chaleur? Pourquoi enfin le choléra n'est pas toujours
plus violent l'hiver que l'été. Pour nous, si la chaleur paraît activer le choléra c'est d'abord parce qu'elle prédis-
pose aux maladies débilitantes gastro-intestinales, ensuite
parce qu'elle débilite elle-même, et enfin parce que toute *dé-
bilitation* d'un organisme déjà vicié et *débilité* doit être plus
apte que tout autre, à céder à l'influence de toute cause
morbide particulière ou générale qui agit sur lui.

Voilà les faits observés par M. W.[*] — Voici ses conclusions :

« *20. Que sur les bords du Gange et sous des influences
mal déterminées, il naît un agent spécial toxique pour beaucoup d'hommes.* »

Ceci est incontestable, mais ce qui l'est moins c'est qu'on
en puisse déduire raisonnablement, que cet agent toxique
peut empoisonner le monde entier seulement depuis 1817,
ou depuis la mauvaise administration anglaise ; nous avons
déjà dit pourquoi relativement à ces deux suppositions
gratuites. Nous n'ajouterons que ceci : si l'observation
prouve l'exhalaison d'un agent toxique sur les bords du
Gange, elle prouve, aussi, pour nous, que toute infection, que tout agent morbide local, permanent, ailleurs
que sur ces bords, vicie les organismes qui en subissent
l'influence, en déterminant une *septicémie* par les poumons,
pour parler le langage juste et précis du docteur Piorry
et que cette viciation organique aidée d'un état de l'atmosphère particulier à l'époque actuelle, à l'âge actuel de
la terre, arrive au degré d'altération organique voulu
pour que la combinaison vitale de l'agrégat vivant, soit
menacée au point de produire la même série de symptômes observés dans l'Inde, sous l'influence de l'agent toxique qui a existé de tout temps sans jamais avoir eu la
puissance, avant 1817, de s'étendre au loin et d'empoisonner toute l'atmosphère terrestre.

De cette dernière manière d'apprécier les faits cholériques observés chez nous, naît l'idée du développement
spontané du choléra dans nos localités, sans le secours
obligé des miasmes du Gange. Voilà le nœud gordien de la
question, lequel une fois résolu ferait cesser toute discussion contradictoire, et fixerait définitivement l'opinion sur
l'un des points les plus importants de l'histoire du choléra.
Eh bien ! il nous semble qu'il existe un moyen bien simple
d'en venir là ; ce serait, dès qu'une épidémie est flagrante,
de circonscrire exactement, de manière à empêcher toute
contagion, toute infection, toute transmission extérieure,
deux localités, dont l'une eût toujours été atteinte par le
choléra, à cause de raisons d'infections locales bien appréciables ; et dont l'autre n'en eût jamais présenté aucun cas
à cause de sa parfaite hygiène. Car, si dans ces conditions
la première venait à être encore le siége d'une épidémie ;
et que l'autre, au contraire, en fut toujours indemne,
l'évolution spontanée de la maladie ne pourrait plus être
révoquée en doute sous l'influence seule des causes indi-
gènes ; et le terrain de la discussion se trouverait dégagé
de ces miasmes exotiques auxquels on fait jouer un rôle qui
ne leur appartient pas, et qui ne fait que rendre impossible
la juste appréciation des faits observés chez nous. La chose
est assez importante pour s'en assurer, et cette expérience
vaudrait mieux que tant de paroles basées seulement sur
des possibilités ou des impossibilités non démontrées. Étant
maire de la Seyne, j'avais demandé la permission d'administrer cette localité d'après cette manière de penser. Elle
me fut refusée de par la loi et l'on sait ce qui lui est arrivé
pendant l'épidémie qui dure encore. De par la loi et la liberté l'Angleterre vient de perdre plus de 60,000 mille
ruminants ! Dieu nous préserve à tout jamais de telles lois
et d'une telle liberté !

21 « Que cet agent se manifeste sur des individus rap-
prochés entr'eux, et en mouvement, mais présentant toujours
un enchaînement non interrompu.

4

M. W˙ veut-il dire par là qu'il est toujours possible de suivre la filiation des atteintes ? M. W˙ ne peut pas raisonnablement croire à cela. La lecture des relations des diverses épidémies générales qui ont eu lieu, fait démentir hardiment une pareille croyance. Les lacunes sont souvent si grandes qu'on ne comprend pas la possibilité de l'énonciation d'une pareille proposition.

S'il veut dire que cette filiation est probable à cause de la ressemblance partout de la maladie et de ses symptômes, je n'ai pas besoin pour répondre à cela, et pour comprendre cette ressemblance de forcer les faits et d'en supposer; mais seulement, de me rappeler qu'une cause générale, comme celle que tout m'indique, étant présente et égale en tous lieux, doit partout produire les mêmes lésions et les mêmes effets.

22 « *Que le choléra est une maladie transmissible par les hommes.* »

Ceci est ce qu'il s'agit de prouver, et certes tout ce qui précède ne le prouve guère.

La transmission ne peut se faire que par contagion ou par infection, or nous avons commencé à prouver qu'il n'est pas possible de croire à la contagion et à l'infection et nous le prouverons mieux encore, j'espère plus, tard, même avec les seuls faits de l'épidémie actuelle.

La transmission ne rend imparfaitement raison que de quelques faits qu'on peut comprendre et expliquer autrement et plus facilement au moyen de notre façon de penser, tandis qu'elle reste impuissante devant des milliers de faits que notre opinion explique le plus simplement possible. Mais si le choléra se transmettait, les trois quarts de la population du monde n'existeraient plus. Moi-même depuis trente ans je n'écrirais pas contre elle, car, je n'ai pas cessé de lutter contre cette erreur depuis ma conviction de 1835.

23. « *La proportion des individus qui sont accessibles à cet agent ne peut être évaluée que très-approximativement, et est en tout cas* TRÈS-MINIME. *L'organisation humaine peut devenir un terrain utile pour la multiplication de cet agent dès qu'il détermine des effets toxiques.* »

Qu'est-ce donc que ce poison si subtil, si terrible, si épouvantable qui en définitive n'agit que sur un *nombre infiniment minime d'individus*? et, réellement, la proportion des personnes pouvant être influencées par l'état épidémique de notre milieu est très-minime : qui ne voit ici la nécessité d'une prédisposition? et celle de la recherche, avant tout, des causes prédisposantes au mal, pour annuler presque cet ennemi dont la non-connaissance fait dire et accepter un si grand nombre de choses empreintes de tant *d'illogisme* et d'inconséquences?

24 « *La multiplication de cet agent toxique a lieu particulièrement dans le canal digestif.* »

Voilà un exemple de ces choses-là. Qu'est-ce que cela signifie? Le canal digestif serait le milieu propre à la multiplication de l'agent toxique? Quest-ce que cela signifie? répéterons-nous? Voyez les expériences des médecins anglais dont nous parlons plus loin. Ah! ils se sont bien gardés de conclure comme M. W'. Mais le canal digestif n'est pas toujours le point le plus malade dans le choléra ! mais il ne l'est même pas du tout dans beaucoup de cas ! J'ai fait des autopsies qui le prouvent. Mais les maladies intestinales sont souvent antérieures au choléra et ne sont en général que des complications de l'état général cholérique ! le canal digestif par sa grande importance et sa considérable étendue peut produire une plus grande quantité de matières plus ou moins infectieuses dans toute espèce de maladies, pouvant augmenter la viciation du milieu où nous devons vivre, et venir ainsi en aide à la puissance directe des causes locales, et, au pouvoir relatif de la cause générale. Voilà tout; ces matières n'ont rien d'absolument spécifique et les expériences pour le prouver ne manquent certes pas. Il me semble que cette manière de comprendre le fait présent vaut bien cette pâle paraphrase de ce fait incompris.

25 « *Les déjections alvines et stomacales des malades atteints du choléra renferment l'agent efficace de la transmission.*»

Au moins faudrait-il dire : pas toujours, car qui saurait nombrer la quantité de cas où le contact, la respiration de ces matières et de leurs exhalaisons n'ont rien produit de fâcheux, et surtout de spécifique! Ces matières peuvent vicier l'air un peu plus qu'il ne l'est, augmenter le pouvoir viciant du sang par ce milieu ainsi altéré, et prédisposer plus fortement à la maladie en général ceux qui le respirent. Voilà tout et c'est assez pour se guider à travers les faits cholériques dont le champ a été changé en labyrinthe inextricable par l'exagération de la peur et de l'ignorance. Au surplus les expériences auxquelles nous avons renvoyé ci-dessus démontrent la fausseté absolue de cette proposition fondamentale pourtant de l'opinion contagioniste.

« *26. Cette efficacité ne coïncide pas avec l'émission des déjections, elle leur est postérieure de quelques jours.* »

Ceci sert à nos contradicteurs pour expliquer les cas où le contact immédiat de ces déjections n'a rien produit (et ils sont assez nombreux pour ne pas pouvoir être comptés). Mais ne peut-on pas faire comprendre aussi bien par les coïncidences provenant des prédispositions, les cas où le choléra a paru être le résultat du contact ou de l'inspiration de l'odeur de ces déjections immédiatement après leur sortie du corps? cas qui sont bien moins nombreux mais dont les contagionistes savent se servir pour le besoin de leur cause quand cela a lieu.

Pour expliquer la première circonstance, celle du retard de l'infection, ils supposent que, comme le beurre qui n'émet d'odeur que sous l'influence des agents extérieurs susceptibles de mettre en liberté les acides odorants qui auparavant étaient à l'état latent, le produit cholérique solide ou liquide ne devient capable de déterminer la maladie qu'après avoir subi une certaine action du monde extérieur.

Pour la seconde, celle de l'infection immédiate en apparence, cette action du monde extérieur est passée sous silence, et le beurre cholérique est odorant à l'état naissant !

Tout cela ne peut pas être regardé comme assez sérieux pour servir de base acceptable à une opinion scientifique ! Recourez aux prédispositions et aux coïncidences et vous n'êtes pas obligé de changer d'hypothèse à chaque cas.

« *27. Cette efficacité semble être éteinte au bout de quinze jours à trois semaines.* »

Que M. B** réponde à cette proposition, lui, qui a prétendu (1), pour prouver qu'il ne fallait pas isoler les cholériques, que le miasme cholérique avait était tenu en réserve de 1853 au mois de mars 1854 dans la salle Saint-Michel de la Charité, et qu'il était sorti de là tout à coup en 1854 pour se répandre dans l'hôpital, puis de là dans le quartier St-Germain, dans le 10e, le 9e. le 11e etc. arrondissements et enfin dans tout Paris, malgré que les premières atteintes développées dans la Charité ne se soient pas montrées dans la salle St-Michel, mais au contraire dans les salles qui n'avaient pas eu de cholériques ! (*Sic.*)

Que M. Thiersh dont nous rapportons les expériences, *page* , s'entende avec M. W', lui qui assure qu'après

(1) Voir les séances de la Société médicale des hôpitaux des   et 8 novembre 1865.

neuf jours au plus les déjections sont inoffensives. Vraiment des arguments semblables ne peuvent pas être pris en sérieuse considération ; et la théorie qui est obligée de changer pour la compréhension de chaque circonstance démontrée par l'observation, ne saurait être acceptée pour bonne ou seulement acceptable.

« 28. *Les cadavres des cholériques émettent à un plus haut degré que les malades l'agent toxique.* »

Mais M. W⁎ n'a donc jamais fait d'autopsies ? et s'il en avait fait et que sa 28ᵉ proposition fut vraie, je n'aurais pas à la réfuter, car, il ne l'aurait pas écrite. Eh bien ! s'il n'en a pas fait, nous en avons pratiqué plus d'une, et j'ai là dans mes cartons de quinze à vingt autopsies minutieusement rédigées, sans que ce plus haut degré de l'agent toxique émis par les cadavres cholériques ait le moindrement dérangé notre santé ; et cependant nous avons fouillé longtemps pour les faire dans chaque viscère, dans ceux de l'appareil digestif surtout, parce que nous étions encore alors dans l'enivrement des principes si séduisants de la médecine de Broussais, qui par le *déblayement* des vieilles ontologies dont était encombré le champ médical, avait si bien su parler aux intelligences logiques de la génération positive qui surgissait à cette époque; et cependant, je le répète, malgré le contact et l'inspiration incessante pendant des heures entières des matières solides ou gazeuses que ces cadavres contenaient et émettaient, notre santé ne fut nullement dérangée.

Jugeons de l'effet de ce miasme toxique quand il a un degré moindre, par celui que son plus haut degré produisit sur nous.

Et l'exemple fourni naguère par M. Axenfeld ! ne serait-il pas suffisant pour ôter toute valeur à cette proposition ? et à celles surtout qui tendent à donner aux produits cholériques des qualités spécifiques. M. Axenfeld se pique en autopsiant un cadavre cholérique (1), et il est malade d'une toute autre maladie que du choléra ! Ou il faut renoncer à la logique et aux déductions qu'elle commande, ou reconnaître que le cadavre d'un cholérique n'est pas autrement malfaisant, que celui de toute autre maladie et que surtout rien de spécifique n'est produit, n'est émis par lui. Voyez si l'inoculation de la syphilis ou de la variole ou de la rage donne autre chose que la rage ou que la variole ou que la syphilis ? Ces inoculations peuvent ne pas réussir, mais quand leur ferment agit efficacement ce n'est pas la gale ni la fièvre typhoïde qu'il produit.

29° « *Les individus atteints de cholérine seulement émettent par leurs déjections l'agent capable de déterminer autour d'eux le choléra confirmé.* »

Est-ce que cette proposition affirmée d'une manière aussi absolue, peut être admise par tout médecin qui a vu et soigné des cholérines ?

Ce n'est pas possible : car, le nombre des cholérines non infectieuses est certes beaucoup plus grand que celui des cholérines, qui légèrement observées ont paru répandre le choléra autour d'elles ; il n'est besoin pour le prouver que de faire appel au souvenir de tout le monde.

Et puis ! voyez ou nous conduit cette affirmation ? à établir que la cholérine qui n'est qu'un choléra ébauché, commençant, serait plus infectieuse que le choléra à son degré le plus extrême de développement ! Ah si ma façon de penser me conduisait à des déductions semblables, comme je me hâterais de la mettre de côté !

La cholérine, comme le choléra, n'agit pas autrement qu'en viciant un peu plus l'air vicié du lieu où elle règne, et en augmentant ainsi la viciation des organismes altérés qui respirent cet air; il ne faut pas se lasser de nous répé-

---

(1) Voir les journaux médicaux de novembre 1865.

ler puis qu'on ne se lasse pas de nous répéter des cas
qui l'exigent.

*30 « Le plus ou moins de densité du sol dans lequel sont
répandues les déjections, diminue ou favorise la propagation
de la maladie.*

Cela peut être vrai. Le sol qui absorbe facilement les
matières miasmatiques, peut rendre leur action malfaisante
moins considérable.

*31 « Les circonstances qui, en dehors de la réceptivité
individuelle, et dont les conditions sont tout-à-fait inconnues, favorisent l'affinité efficace pour l'agent toxique, sont
les affections gastro-intestinales, les affections dépressives du
système nerveux ; les écarts de régime, les excès, toutes choses qui diminuent l'énergie organique nécessaire pour l'élimination de l'agent toxique.»*

Tout ce qui diminue l'énergie organique, ou la vitalité,
en altérant la composition matérielle normale de l'agrégat
organique, peut rendre cet agrégat plus susceptible d'atteindre les limites de sa vitalité, sous l'influence d'une
cause morbide quelconque, de la cause générale atmosphérique que tout le monde est obligé d'admettre par
conséquent, et faire manifester à l'organisme qui n'est
qu'un ensemble de ces agrégats, les symptômes que la
cause morbide agissante peut faire naître, c'est-à-dire
ceux du typhus par exemple, si c'est une cause typhique
qui a agi ; ceux du choléra, si c'est une cause cholérique qui
a impressionné morbidement l'économie : et alors il y a,
selon nous, (ce que je vais dire touche à une des questions
les plus essentielles et les moins bien comprises de la pathologie générale, les *crises*) non pas travail organique pour
éliminer un agent toxique qui n'existe pas, ou qui du moins
n'existe plus parce qu'il s'est usé à produire l'altération matérielle qui seule constitue la maladie, mais, travail organique provoqué et soutenu par les conditions vitales

qui existent en nous jusqu'au dernier moment avec des
degrés divers de puissance, d'intensité et d'activité, selon
les individualités ; mais, il y a, disons-nous, travail organique pour ramener l'altération matérielle qui constitue
toute la maladie, au mode et au degré d'agrégation organique voulus pour que le mouvement vital qui était prêt à
cesser puisse continuer : et cela est tellement vrai pour le
choléra, que l'espoir de la guérison et que la guérison
elle-même n'ont lieu, que lorsque les évacuations, dites
mal à propos par beaucoup de médecins éliminatrices, diminuent et cessent; de sorte que, en restant dans la théorie
ordinaire des crises éliminatrices, on se voit forcé de dire,
pour le choléra, que la guérison n'a lieu que lorsque le
prétendu agent toxique cesse d'être éliminé, et qu'on l'a
empêché de sortir par l'emploi des moyens les plus recommandés pour empêcher son élimination. Contradiction
anti-théorique que l'on évite quand on adopte la doctrine
qui enseigne : que ce n'est pas la crise qui guérit, mais
que la crise a lieu parce qu'on est en voie de guérison, et
que le retour de l'agrégat matériel organique à son mode
normal de composition lui a permis de se débarrasser de
ce qui le gênait, de ce qui ne lui était ni nécessaire ni
utile pour fonctionner.

32 « *Son énergie* (de l'agent toxique) *est en raison de sa
concentration et sa concentration est en raison de l'importance
des foyers.*»

Nous sommes portés à être de cet avis; sans doute, le
danger est évidemment pour nous d'autant plus grand que
l'importance des foyers et l'intensité de la concentration des
émanations qu'ils fournissent sont plus grandes, mais
alors pourquoi nous dit-on, quand on ne peut pas expliquer les faits autrement, qu'un *seul cholérique* peut rendre malade, même à distance, et de proche en proche
empoisonner une ville, un empire, une partie du monde,

5

et jusqu'au monde entier ! tandis que nous voyons tous les jours en temps d'épidémie, des salles entières de cholériques ne rien produire de fâcheux dans ceux qui les fréquentent journellement, et le prétendu poison, qu'elles sont censées contenir en grande concentration, être accusé, quand il en sort et qu'il cesse d'être condensé autant qu'il l'était, des cas qui se produisent au loin ?

Pourquoi par exemple, M. G** avance-t-il et soutient-il que la *Stella*, où il y avait, selon lui, du poison cholérique concentré, n'a pas été cholérisée ; et que ce poison sorti de là et dilué dans l'atmosphère a pu, après une atténuation aussi considérable, produire les cas de choléra qui se sont développés loin d'elle dans Marseille, et plus tard dans toute la France ?

Si la proposition était vraie, si surtout il existait réellement un poison cholérique d'autant plus actif qu'il est plus concentré, on ne devrait pas pouvoir entrer dans une salle de cholériques sans être fulguré par ce poison, et les cas extérieurs à ce foyer devraient être très-rares et très-benins, or : c'est l'inverse qui arrive ordinairement.

Ensuite, tout le personnel de la *Stella* aurait dû être sidéré, et Marseille peu ou pas atteinte, et nous avons vu le contraire.

Décidément la théorie qui admet : 1° Une cause générale, que tout indique, d'autant plus agissante que l'importance des foyers d'infection est grande ; 2° Une influence malfaisante grande des foyers locaux que nul n'ose refuser de reconnaître; 3° Un état morbide actuel, ou une prédisposition plus ou moins considérable des personnes qui sont atteintes, ce qui est par trop évident pour tous ; 4° Et des coïncidences qui ne peuvent pas manquer d'arriver, lorsque l'époque de la maturité de toutes ces raisons de maladie est assez grande pour que l'éclosion du mal se fasse, vaut mieux que ces points de vue théoriques restreints, qu'on est obligé à chaque circonstance nouvelle du problème cholérique de mettre de côté, pour en chercher un nouveau qui puisse s'adapter au nouveau cas présent.

33 « Le rayon de l'influence efficace de l'action toxique est très-limité, sa diffusion dans l'atmosphère en diminue et en annulle les effets. »

On admet ici avec raison, parce que l'observation des faits le démontre, que l'action de l'agent toxique est très-limitée, et cependant on a supposé maintes fois qu'il peut infecter l'atmosphère entière ?

Il diminue et perd sa force par sa diffusion dans l'atmosphère, — et c'est encore une vérité déduite de l'observation, — et pour rendre raison de l'universalité des épidémies cholériques on ne craint pas de dire, que c'est par cette diffusion atténuante dans l'air que l'infection du monde entier a lieu ?

Nous croyons aussi que le rayon du pouvoir infectant d'un cholérique, si infection spécifique il y a, ce que nous verrons ne pas être prouvé, est très-limité ; aussi concluons-nous logiquement à la dissémination des malades afin d'éviter, par leur réunion dans les limites de ce rayon, la formation d'un foyer puissant en intensité sinon en distance si réellement un agent spécifique toxique émanait d'eux, et nous croyons être plus conséquents que nos adversaires. Dans tous les cas notre théorie nous portant à admettre les mêmes recommandations prophylactiques, et à apprécier les faits d'une manière au moins aussi logique qu'eux, nous semble aussi digne d'attention que la leur ; nous allons tâcher de le prouver en continuant le commentaire des indications pratiques qui découlent de l'observation des faits, et en faisant remarquer que ces indications découlent beaucoup mieux des bases de notre théorie, que des conclusions souvent contradictoires les unes des autres que M. W* a cru être la suite de son travail.

« 34. Établissement de quelques mesures particulières à

l'égard des personnes saines, et des objets venant des lieux
infectés. »

Quant aux personnes saines d'un bâtiment ou d'une réunion d'individus infectés, ou supposés infectés vu leur provenance, par les miasmes d'une maladie quelconque, que
ce soit le choléra ou toute autre affection morbide, nous
ne voyons pas d'autres mesures à prendre pour elles, que
de les tirer le plus promptement possible de ces foyers
d'infection; de les laisser libres, après purification de leurs
effets pour plus ample garantie, d'aller ou bon leur semble ; en leur faisant connaître le danger commun à tous
de s'exposer à l'air vicié des lieux malsains tels que Marseille, Toulon, etc., par conséquent; et de croire ensuite, si
ces personnes malgré ces précautions et ces avis, sont venues se plonger dans l'air altérant de ce ces localités mal-
saines, et qu'elles y soient atteintes plus tard d'une maladie
épidémique ou non, qui y règne ou qui y régnera tôt ou
tard, de croire, disons-nous, qu'elles y ont été infectées
comme leurs habitants par ces localités dangereuses, et
non que ces localités ont été infectées par elles. Voilà donc
la différence qui existe entre les partisans de la transmissibilité des maladies, des épidémies surtout légèrement
et non scientifiquement observées, et nous : c'est de croire,
selon eux, qu'un organisme sain peut infecter une localité
par cela seul qu'il sort d'un lieu infecté, et malgré toutes
les précautions indiquées prises ; et de penser, selon nous,
qu'un homme sain et purifié ne peut pas infecter un lieu
infect mais être infecté par lui, quelle que soit sa provenance : c'est aussi de penser que les lettres venant des
pays épidémisés peuvent rarement et difficilement importer
une maladie quelconque, surtout le choléra lequel, s'il produit une émanation malsaine, n'en émet qu'une qui, d'a-
près M. W· lui-même, n'est efficace qu'en grande masse
et en raison de sa concentration; et qui de plus s'atténue
facilement par sa diffusion et son déplacement dans l'air,

(ce sont ses propres paroles), parce qu'il est difficile d'admettre que des cholérisés avec crampes puissent écrire, et que si quelques lettres ont pu être écrites par des cholérinés seulement et conserver assez d'émanations cholérisantes en elles , ce serait plutôt ou autant les employés intérieurs de la poste faisant le triage des lettres, que les facteurs circulant dans un air qu'on croit être sain, qui devraient présenter les premières atteintes occasionnées par l'importation; et que si l'acide phénique a pu préserver les employés intérieurs de la poste de Marseille, il aurait dû préserver encore mieux les employés extérieurs de l'action d'un miasme réduit à des doses homœopathiques, et censé détruit par cet acide. J'en appelle à la logique et au simple bon sens.

La proposition suivante de M. W˙ vient à l'appui de nos réflexions.

« 35. *L'état de la science doit faire porter à croire que les personnes saines, et les objets n'ayant pas servi à l'usage des malades, sont des agents peu propres au colportage de l'agent toxique; celui-ci devant être produit en grande masse, (comme cela arrive seulement chez les malades, et comme il peut être fixé sur les objets qui ont reçu leurs déjections) pour être efficaces.* »

Bien ! tout le monde est disposé pour comprendre et admettre cela , parce qu'il est conforme au bon sens, à la logique et aux faits d'infection de penser que dans le cas de la formation et de l'émanation d'un effluve, le danger et le pouvoir altérant de cet effluve sont en rapport avec sa condensation dans une espace donné : mais dès lors peu de personnes peuvent comprendre et admettre :

1° Que le prétendu principe toxique apporté par les pélerins de la *Stella* n'ait pas agi en grand dans le navire lieu de condensation, et ait pu atteindre au loin, après son expansion et son atténuation, les deux hommes trouvés

cholérisés sur les marches du perron de la cathédrale nouvelle de Marseille, ainsi que le disent les partisans de l'importation du choléra de 1865 à Marseille par ce batiment
qui a fait tant de mal sans s'en douter.

3° Que les médecins soient précisément, presque dans
toutes les épidémies de choléra, les moins atteints, eux qui
ne cessent pas de fréquenter, pendant toute la durée du
fléau, les lieux où le principe toxique supposé serait le
plus *en masse*, et le plus concentré, s'il existait réellement!.
J'avoue que je suis de ce nombre.

« *36. Mesures très-sévères à l'égard des personnes ma-*
lades arrivant d'un pays infecté (Bien !) *par isolement des*
malades; (encore mieux !) *par la désinfection des lieux oc-*
cupés par les malades, et la désinfection ou la destruction de
leurs déjections, (Très-bien !)

Au premier abord il doit paraître étonnant que les préceptes donnés dans cette proposition par un partisan avéré
de la transmissibilité du choléra par infection et contagion,
soient précisément les mêmes que recommande celui qui
écrit ces lignes, quoiqu'il ne croie ni à la contagion ni à
l'infection, ni à la transmission directe par elles ainsi
qu'on l'entend pour le choléra : il faut donc faire connaître
les raisons qui permettent d'arriver au même but, à des
médecins paraissant prendre dès leur point commun de départ (l'étude du choléra), deux voies différentes et diamé-
tralement opposées.

Les contagionistes, frappés seulement par quelques faits
pouvant être facilement compris par une contagion ou une
infection présumées, se hâtent d'admettre ces deux propriétés du fléau, sans en être empêchés par le bien plus grand
nombre de faits contraires, d'une manière absolue, à cette
croyance. Faits qui les étonnent mais qu'ils donnent
comme ayant été produits de la même manière que les autres, en supposant des contacts et des infections qui se

seraient effectuées à l'insu de tout le monde. Moyen commode, mais nullement scientifique, et encore moins probant. Les non-contagionistes, au contraire, plutôt frappés du nombre infini des cas qui, non-seulement ne peuvent pas être compris et expliqués par la contagion ou l'infection, spécifique surtout, mais qui portent invariablement à rejetter toute contagion, que du petit nombre relatif des cas qui pourraient lui être rapportés, se déclarent et contre la contagion et contre l'infection spécifiques et voire même contre la transmission qui ne peut se faire que par contagion ou infection ; mais ils ne négligent pas les faits qui semblent contraires à leurs convictions, parce qu'ils savent qu'une vue théorique n'est valable que lorsqu'elle dérive de tous les faits la concernant et que si elle peut ranger tous ces faits sous le même principe, sous la même explication découlant de ce principe.

Alors cherchant dans leur souvenir, et se rappelant que la physiologie, la pathologie et l'hygiène leur ont appris :

Que la maladie est une altération de l'organisme humain.

Que cette altération peut se produire par mille causes, mais surtout par la viciation du milieu dans lequel les organismes doivent fonctionner ;

Que toute cause de viciation de ce milieu peut rendre malade d'une manière spécifique ou non ;

Que toute maladie fournit des émanations pouvant seulement vicier et exercer une action simplement dangereuse sur l'économie animale, (et dans ce cas, selon Robin, elles prennent le nom de miasmes), ou reproduire l'altération d'où ils proviennent, (et dans ce cas ce sont des effluves que le même professeur caractérise comme il suit : « Substances organiques altérées dissoutes dans la vapeur d'eau, et tenues en suspension dans l'air : et ayant pour caractère essentiel de donner naissance à des maladies toutes spéciales, » (la définition exacte des mots est encore plus importante en médecine qu'en toute autre science); ils (les contagionistes), concluent :

Que le choléra, comme toute autre maladie ordinaire, peut et doit vicier le milieu extérieur propre à l'espèce humaine, mais par des miasmes et non par des effluves ; parce que les faits qui prouvent que le choléra ne fournit que des miasmes sont incomparablement plus nombreux que ceux qui pourraient faire croire à l'émission de véritables effluves : et, aussi bien que leurs adversaires, ils comprennent la nécessité de recommander des précautions et des mesures plus ou moins sévères contre toutes les maladies, et par conséquent contre tout bâtiment ou toute masse d'individus présentant des maladies quelles qu'elles soient, et venant de pays infectés de quelque manière qu'ils le soient : lesquelles mesures ne peuvent être que semblables à celles recommandées par les contagionistes, c'est-à-dire la mise en observation des personnes malades et des choses ; leur isolement et leur désinfection par les moyens reconnus bons pour cela, et recommandés par l'hygiène qui doit être une pour toutes les opinions. Seulement, en formulant ces précautions ils n'ont en vue que la conservation de la pureté de l'air, qui pour eux est la plus essentielle de toutes les conditions de la santé, tandis que leurs contradicteurs ne pensent qu'à l'empêchement du contact, et de la transmission d'un principe spécifique toxique sans lequel, selon eux, la viciation de l'air ne suffirait pas pour rendre les organismes malades d'une certaine manière relative au pouvoir de ce principe, *supposé* puisqu'on n'a pas encore pu le saisir et le caractériser.

Ce qui précède et ce qui suivra prouvera de quel côté est la doctrine la plus large et la plus applicable à la généralité des faits.

Quant à l'isolement, il n'est ordonné par les contagionistes que pour empêcher le contact de leur principe toxique supposé ; aussi tous les lieux sont-ils bons à leur sens pour les pratiquer, ils l'opèrent même dans l'enceinte des

hôpitaux où ils obtiennent des résultats tout-à-fait contraires à leur attente ; tandis que les non-contagionistes
recommandent expressément l'isolement dans un air pur
qui est la condition première, pour eux, du rétablissement
de toute santé altérée.

Pour ce qui est de la désinfection, les contagionistes
croient neutraliser un principe morbide spécifique ; les non-
contagionistes regardent cette mesure comme de rigueur
pour toutes les infections ou altérations du *pabulum vitæ*,
quels que soient les foyers d'où ces altérations proviennent.

« *37. Inspection sanitaire bien réglée :* »

Sans doute, mais il faut faire connaître les règles d'après
lesquelles cette inspection doit agir, et ces règles peuvent
être réduites en une seule, éviter la viciation de l'air et la
condensation des émanations, des miasmes, ou des effluves, par l'isolement de chaque malade dans un air pur.
Règle unique qui ne peut être bien appliquée que par des
personnes connaissant à fond l'hygiène, c'est-à-dire par
des médecins.

Pour une administration semblable, plus que pour toute
autre il est essentiel, en effet, de ne pas mettre un nouveau
Figaro dans le cas de dire : « il fallait un calculateur etc. »
ce qui ne manquerait pas d'être dit de nouveau, si, comme
autrefois, les inspections sanitaires étaient composées de
membres étrangers en trop grande partie à la médecine,
et ne pouvant prendre des décisions, faute de connaissances
spéciales nécessaires pour bien faire en toutes choses,
que d'après la lettre et non d'après l'esprit des règlements,
lesquels ne sauraient tout prévoir quelque parfaits qu'on
les croie : ainsi qu'il arriva en 1840 lors de la décision
prise par l'intendance sanitaire de Toulon à propos du
vaisseau le *Triton* dont le service de santé m'avait été con-
fié, et de la frégate la *Belle-Poule*. Décision selon la lettre
du règlement d'alors, qui avait provoqué des réclamations

énergiques et fondées, plusieurs fois mais en vain, faites par tous les chirurgiens-majors de la flotte, et qui furent enfin écoutées parce qu'elles eurent alors pour appui le prince de Joinville, commandant de la *Belle-Poule*. Ce fut à la suite de ces réclamations que l'abolition des anciennes Intendances sanitaires eut lieu avec raison et justice, car, voici le fait qui la détermina :

Le vaisseau le *Triton* et la frégate la *Belle-Poule* fai-saient partie de la station du Levant. Ils reçurent l'ordre de rentrer en France ; et comme cela se pratique dans toute station navale en pareille circonstance, on mit sur le *Triton* tous les malades incurables des hôpitaux et des di-vers navires formant la station. Un phthisique arrivé au dernier degré de la tuberculose fut évacué sur le *Triton*, par l'hôpital de Smyrne. Son observation ne laissait rien à désirer, je la continuai comme chirurgien-major du vais-seau. En arrivant à Toulon je prévins et le Conseil de santé et l'Intendance sanitaire du fait, en leur donnant connaissance de l'issue funeste probable de la maladie de cet homme avant la fin de la quarantaine de vingt jours, qui nous avait été imposée quoique la santé générale de l'équipage des deux bâtiments fut parfaite. Cet homme mourut effectivement quatre ou cinq jours avant notre mise en pratique. J'avertis de sa mort et l'Intendance sanitaire et le Conseil de santé, en les priant de m'adjoin-dre deux médecins pour venir constater par l'autopsie la vérité du diagnostic, et l'absence de tout danger pour la santé publique. Ces deux médecins me furent adjoints, je fis l'autopsie, le diagnostic fut trouvé exact, l'absence de tout danger reconnu ; le tout fut consigné dans un procès-verbal accompagné de l'observation détaillée jour par jour de la maladie, et malgré toutes ces précautions et toutes ces vérités, notre quarantaine, déjà trop longue sans raisons plausibles, fut augmentée de cinq jours parce que le règle-ment fait *in illo tempore* le voulait ainsi. Ceux qui n'ont jamais fait de quarantaines ne comprendront pas aussi bien que ceux qui ont passé par là, le désappointement et la colère même que nous éprouvâmes tous, et le prince de Joinville en particulier, en apprenant une décision aussi peu fondée et, il faut oser le dire, aussi absurde.

C'est depuis lors que je pense qu'une Intendance sanitaire ne devrait être composée que de médecins ; qu'elle ne devrait ressortir que de l'Académie de médecine, à laquelle les ministres de l'intérieur et du commerce devraient avoir recours au besoin ; et c'est encore ce que je pense et ce que j'ai l'honneur de proposer.

Causes, Contagion, Infection et Transmission du Choléra.

La transmission d'une maladie ne pouvant se faire que par infection ou contagion, il est clair que ce que nous dirons de la contagion et de l'infection suffira pour prouver ou improuver la transmission.

Avant de rapporter les faits contraires à la contagion, que l'épidémie de 1865 a présenté, j'ai dû consulter ceux que je fis connaître en 1854, par des articles que l'*Union Médicale* de Paris voulut bien insérer dans les numéros 22 et 29 juillet, et 8 et 15 août, et qui nous valurent des adhésions et des encouragements précieux.

Après les avoir relus je dois déclarer qu'ils ont toujours leur même valeur, et que je les crois toujours sans réplique contraire possible : en outre, comme les enseignements relatifs à la nature, au mode de propagation du fléau et à sa thérapeutique découlant des faits qui en forment le fond, sont d'une importance telle qu'il serait fâcheux de les laisser dans l'oubli auquel sont trop souvent condamnées les feuilles d'un journal, quelque bon qu'il soit ; surtout lorsque ces feuilles ont onze années d'existence : ce qui permet de supposer que beaucoup de ceux qui les ont lues n'existent plus, et qu'un grand nombre de ceux qui exercent maintenant ne se doutent pas de leur existence, je crois remplir un devoir envers mes confrères non contagionistes, et envers la jeune génération médicale qui ne demande pas mieux que de s'instruire, en consultant le pour et le contre des doctrines qui se disputent son adhésion, en m'imposant quelques sacrifices de plus, et en intercalant dans mon écrit actuel ces quatre articles dans toute leur teneur. Si notre cause et la vérité en profitent je serai amplement dédommagé de ces sacrifices.

Les voici donc tels qu'ils ont été publiés en 1854, car je ne trouve point de raisons pour en retrancher un *iota*.

J'ai vraiment été privilégié, je le répète, pendant cette longue période cholérique dans laquelle nous vivons depuis la première apparition du choléra en Enrope. En 1835, ma position toute particulière me mit à même de découvrir ce qu'il était impossible que mes confrères, autrement placés que moi, découvrissent, c'est-à-dire, une bien moins grande activité de la cause générale épidémique qu'on ne le croyait ; et en 1849, quinze faits isolés, tellement confirmatifs de mon opinion que je n'aurais pas pu les commander plus irréprochables, si j'en avais eu la puissance, vinrent se présenter à moi dans la ville où j'exerçais. J'ai su profiter de ces bonnes chances, voilà tout mon mérite. Tout autre à ma place en eût sans doute fait autant.

CHOLÉRA DE LA SEINE (VAR) 1849.

DE LA NON-CONTAGION DU CHOLÉRA, DE SES CAUSES ET DE SON TRAITEMENT GÉNÉRAL.

Oui, certainement c'est un devoir pour chacun, mais

pour les médecins surtout, de combattre une croyance aussi fausse et aussi démoralisante que celle de la *contagion* du choléra. Aussi croirai-je, comme le docteur Rhichelot, (*Union Médicale* du 27 décembre 1854) manquer à un devoir, si je ne mettais de nouveau en lumière des faits bien autrement probants contre la contagion, que ceux publiés par les contagionistes pour corroborer leur opinion.

En lisant attentivement, du reste, ce qui a été écrit en faveur de la contagion, il est presque toujours possible de reconnaître une simple coïncidence entre les faits et l'action inaperçue ou négligée de la cause générale du choléra ; nous le prouverons bientôt, (*Voyez la réflexion E*) mais il n'est pas facile de rien faire ressortir de contraire à l'opinion des anti-contagionistes, lorsque la cause générale continuant d'agir, des cas de choléra isolés se présentent et ne donnent lieu à aucune extension du mal.

Puisque c'est principalement sur ce qui a été observé dans les petites localités que les partisans de la contagion ont appuyé leur dire et leur conviction, (1) je les prie de faire rentrer dans cette doctrine les faits suivants observés en 1849, dans la petite ville de la Seyne-sur-Mer (Var), dont la population était de 7 à 8,000 ames (2) et située à trois ou quatre milles d'un grand foyer d'infection appelé Toulon (3).

Le 9 septembre 1849 le choléra se déclare à Toulon. Le 28 semptembre, premier cas à la Seyne au quartier dit de Cavaillon, sur le nommé SEIRE, ouvrier de l'Arsenal de Toulon ; allant journellement, par conséquent, dans cette ville. Cet homme adonné au vin avait le ventre dérangé

(1) *Union Médicale*, 27 septembre 1854.

(2) Elle est aujourd'hui en 1865 de 12 à 13,000 ames.

(3) *Choléra de Toulon en 1835* par MARTINENQ docteur médecin, chez J-B, Baillière. -- Note B'.

depuis quelques jours (*Réfl. B*). Le 27, SEIRE s'endormit
dans l'Arsenal après avoir mangé un ognon cru, et bu de
de l'eau de vie. Le soir le choléra se déclare, il arrive à la
Seine à six heures, et il meurt le lendemain dans la nuit. Il
meurt, et sa maison, dans laquelle il n'y avait point eu de
cholériques, ne devint pas le centre d'une irradition infectieuse. Il n'y a plus eu de malades !

30 septembre, deuxième cas à la campagne, à un quart
de lieue de la Seyne, sur un ancien tailleur BÉLIÈRE, 50 à
55 ans, habitant Toulon. Atteint le matin en ville, il est
conduit le soir à la campagne où il meurt le lendemain. La
maison dans laquelle il fut transporté était habitée alors
par sa femme, par trois jeunes filles, ses enfants, et un
ami que la peur avait chassé de Toulon. Une de ses filles
entrait à peine en convalesce d'une dyssenterie aigue, contractée peu de temps avant à Toulon. Eh bien ! malgré la
terreur de l'ami, et l'émotion douloureuse profonde que la
mort du père occasionna à la fille, qui se trouvait, j'espère,
dans les conditions les plus favorables ainsi que l'ami,
pour que la cause générale du choléra en fit sa proie, si
elle eût eu toute seule ce pouvoir-là, et pour qu'ils fussent
victimes de la contagion si elle existait, Bélière mourut, et
sa maison, où il n'y avait pas eu de cholériques avant lui,
n'en présenta pas davantage après lui : et cependant, je le
répète, la contagion ou l'infection pouvaient-elles rencontrer mieux pour prouver leur puissance ?

1er octobre, troisième cas à la Seyne , rue Franchipani.
Sur un deuxième maître de manœuvre, *Christian*, 36 ans
environ , habitant journellement Toulon pour son service.
Atteint le 1er il mourut le 2 dans la nuit. Il n'y a plus
eu de malades dans la maison.

3 Octobre, quatrième cas à la Seyne , sur le port ; Mme
Blanc, 45 ans, un peu hypocondriaque , à la suite d'une
indigestion produite le soir par des figues , des escargots ,
beaucoup de salade , et des pâtisseries. Sa mort ne fut pas

rapide. Les accidents cholériques cessèrent après quelques jours, et furent remplacés par un état typhoïde qui emporta la malade le vingtième jour. Plus de nouveaux cas de choléra dans la maison.

14 Octobre, cinquième cas chez une femme de soixante-huit ans, PELLABON; elle avait la diarrhée depuis deux jours, (*Réfl. B*), le samedi elle voulut dîner avec des anchois et des piments, le dimanche matin elle était morte. Il n'y a plus eu de malades dans la famille ou la maison.

18 Octobre, 6me cas, rue de la Calade, chez une jeune fille de 20 ans, Eugénie GASSIN. L'invasion du mal n'avait été précédée que d'une violente douleur épigastrique, à laquelle la malade était du reste sujette depuis plusieurs années, par suite du mauvais régime qu'elle suivait. Les autres symptômes que je notai me convainquirent qu'il avait existé avant l'invasion du mal, et qu'il existait pendant l'attaque même, un état phlegmasique gastro-intestinal non équivoque, une gastro-entérite, ou une *gastrite* au moins, enfin, puisque d'après le docteur Mercier de Ste-Croix (1) ce mot là peut encore faire partie du vocabulaire médical. Je crus donc dans ce cas-ci à la *gastrite*, à la *gastro-entérite* même, parce que les symptômes qui l'indiquaient quand on y croyait généralement, existaient, conjointement avec les signes les plus avancés du choléra épidémique (*Réfl. C*). Je traitai en conséquence par les évacuations sanguines locales, la glace, les émollients etc... la lésion intercurrente, et dès le 20 il ne restait plus qu'une légère altération des traits, une faiblesse extrême, et un anéantissement apparent tel que les parents ne me croyaient pas quand je leur disais qu'elle était hors de danger. A partir de cette époque le mieux augmenta de moment en moment, et le 25 elle put se lever, et se marier quarante jours après.

(1) *Union médicale du 7 janvier 1854.*

Cette maison n'a plus présenté de malades après le rétablissement d'Eugénie, malgré un cloaque à fumier long, large et profond existant dans la cour, lequel n'avait peut-être pas été pour rien dans le choléra d'Eugénie.

19 Octobre, septième et huitième cas, une jeune fille de 7 ans, et une femme enceinte de 20 ans, tous les deux provoqués par une indigestion.

1° Fille PONS, rue de la Paix, âgée de 7 ans, enfant gâté, humoral, ayant souvent le ventre saburral, à cause du mauvais mode d'alimentation adopté par les parents. Le 18 par un temps humide elle alla à la campagne, où elle mangea des figues et du raisin. Dans la nuit elle fut atteinte de choléra le mieux caractérisé, et elle mourut dans la journée, sans que la maison qui n'avait pas eu de malades avant en présentât après sa mort.

2° Femme HILAIRE 28 ans, rue du Prieur, enceinte de 6 mois, presque dans la misère. Le 16, par un temps pluvieux, cette femme était allé laver. En rentrant le soir elle soupa avec un panier presque plein de ces mauvaises grappes de raisin que les vendangeurs laissent aux vignes parce que le fruit est avorté, ou non mûr. Indigestion et atteinte de [choléra la nuit. Sa maladie dura jusqu'au 26, jour ou elle entra en convalescence. Sa guérison fut rapide. Elle avait avorté pendant l'attaque, le 23, presque sans douleur ni lochies, et par la sortie en masse de l'œuf (1) pas de cholériques avant ou après dans la maison.

26 Octobre, neuvième cas, rue d'Evenos, chez un vieillard de 66 ans, atteint de diarrhée depuis trois jours (*Réfl.* *B*). Il expire en vingt-quatre heures. Plus d'autres malades dans la maison.

31 Octobre, dixième cas rue Franchipani, femme SABATIER, journalière. Age critique, ayant de grands chagrins

(1) Ce fait ressemble à celui dont M. Guérard a parlé à la Société Médicale des Hôpitaux de Paris. *Union* du 7 janvier 1854.

domestiques. Jalouse et battue par son mari. Malade depuis sept jours de diarrhée (*Réfl. B*), et de vomissements. Elle n'appelle un médecin que le 31 à dix heures du soir, elle meurt à une heure. Plus de malades dans la maison.

1ᵉʳ Novembre, onzième cas , rue du Sac, *Perrin-Terrin* âgé de onze ans. Atteint le matin pendant qu'il était à la fontaine , par un temps humide froid avec apparence de neige : on le transporte chez son père où il présente tous les symptômes du choléra algide le plus avancé avec complication vermineuse. Le 4 la convalescence est confirmée. Le 7 je le rencontre, je ne le reconnais pas tant il est frais et rosé ! il y avait à peine sept jours qu'il était à l'agonie. (*Réfl. F*). Pas de malades avant lui dans la maison , point après.

Le 27 Novembre le choléra cesse à Toulon, il avait duré quatre-vingts jours environ. Il n'avait duré que quarante à quarante-cinq jours à la Seyne, où le total des cas s'était élevé à quinze en y comprenant les onze cas précédents Comme pour ces onze cas les quatre autres avaient eu lieu dans des rues différentes, dans des maisons diverses ; et dans ces rues, dans ces maisons , avant chaque cas on n'avait pas eu de cholériques, et on n'en eut pas après.

RÉFLEXIONS.

Cet article n'étant écrit que pour aider à fixer l'opinion médicale sur la contagion et l'infection du choléra, je n'ai pas exposé longuement les symptômes et le traitement suivi par chaque malade , afin de pas détourner l'attention du point important qu'il s'agit enfin d'élucider. Je dois certifier seulement que les quinze cas en question furent bien réellement des choléras ; ce qui sera , du reste, prouvé d'une manière suffisante par l'observation détaillée et complète, que j'en publierai pour prouver que le traitement du choléra ne doit pas être unique et absolu, mais variable comme la maladie elle-même qui, sans cesser d'être

identiquement la même au fond , n'en varié pas moins beaucoup selon les saisons , les localités , les individus, le sexe,
l'âge , les complications surtout , et ne saurait sans danger
être traitée toujours de la même manière ; que par conséquent la recherche d'un anti-cholérique absolu est illusoire ,
et peut devenir dangereuse.

Les quinze faits qui précèdent sembleraient devoir suffire
pour faire cesser toute discussion sur la propriété contagieuse du choléra, puisque les quinze maisons, et les
quinze rues dans lesquelles se passèrent des accidents
cholériques en 1849 à la Seyne, n'avaient point eu de malades du choléra avant le seul cas qu'elles présentèrent ,
et qu'après, aucune d'elles n'en offrit plus , ne devint plus
le centre irradiateur du même mal. Mais une technologie
vicieuse rend cette polémique possible encore et intermi-
nable malgré eux, et fait que des hommes très-sérieux con-
sidèrent la question *comme insoluble*.

La contagion, disent les dictionnaires, est la communication d'une maladie par le *contact médiat ou immédiat*. Le
mot contagion vient sans doute *de contact*. Or contact signifie attouchement, c'est-à-dire , état de deux corps qui se
touchent immédiatement. Quand deux corps ne se touchent pas immédiatement il n'y a donc pas *contact* et
il ne saurait en résulter une *contagion*, parce que le rapport entre deux corps par un intermédiaire, invisible
surtout, ne devrait pas être désigné par un mot qui,
comme contact et ses dérivés, n'implique pas la nécessité d'un intermédiaire; qui indique, non un attouchement à distance , mais un rapport immédiat visible. Voilà
la seule cause du défaut d'entente entre les contagionistes
et les non-contagionistes. Si l'on faisait disparaître de la
définition du mot contagion l'adjectif médiat, toute polémique ultérieure deviendrait cependant impossible ; parce-
que, pendant que l'un des adversaires argumenterait en
pensant au contact immédiat, l'autre ne pourrait pas lui

répondre en ayant en vue le contact médiat. « *toute la cause des dissidences actuelles entre de bons et d'excellents esprits, ne vient que d'une interprétation forcée des termes qu'ils emploient : la conciliation entre ces dissidences plus apparentes que réelles, est dans l'abandon réciproque d'une technologie vicieuse* » (1).

Médecins des deux camps, entendez-vous pour reconnaître que puisqu'il existe des maladies qui se propagent par le contact *immédiat visible* et non par le *médiat invisible* (*gale, syphilis, dartres* etc.) et d'autres qui ne se communiquent que par le *contact à distance, invisible,* (*typhus, dyssenterie, fièvre jaune* etc.) il faut deux mots différents pour exprimer deux faits différents aussi, et non un seul. Alors, nous le répétons toute équivoque deviendra impossible. Il existe assez de dissidences dans les dogmes pour ne pas en créer de nouvelles dans les mots.

Je sais bien qu'on peut défendre la définition classique du mot contagion en disant : *l'acarus* pour la *psore,* pour parler comme Hahnemann ; le *virus* pour la syphilis, la *matière dartreuse* pour certaines affections cutanées, mis en contact immédiat avec la peau reproduisent ces maladies, comme les effluves des typhiques, ceux des dyssentériques etc... mis en contact immédiat par l'air avec les muqueuses, la pulmonaire surtout, font se développer les mêmes maladies d'où ils émanent. C'est-à-dire qu'il y a aussi bien attouchement, contact immédiat, dans l'une que dans l'autre circonstance avec la cause matérielle qui reproduit le mal ; attendu que le contact par l'air pour n'être pas visible n'en est pas moins un contact, et que par conséquent qui dit *infection* dit aussi contagion et réciproquement.

(1) *Union Médicale* 3 janvier 1854. Doct. Latour ; à propos des lois physiologiques ou médicales, et des exceptions à ces lois. Des législateurs médicaux et des exceptionistes.

Ce sont ces subtilités de dialectique qui font dégénérer les discussions en disputes de *mots, en marivaudage* scientifique, passez-moi le terme : les exemples ne manquent pas dans les annales de toutes les sciences non mathématiques. Les exigences d'une bonne et fructueuse logique ne vont pas jusqu'à nécessiter de semblables ergotismes. Il suffirait pour s'entendre, et pour supprimer les rhéteurs et les paradoxes, de définir rigoureusement les mots, et de ne les employer que dans un sens bien précis et bien déterminé. Dans ce cas-ci, par exemple, nous avons vu ce qu'il suffirait de faire pour rendre toute discussion ultérieure impossible sur le mot contagion appliqué au choléra. En mathématiques cette logomachie n'existe pas, à cause de la définition rigoureuse et absolue des termes qu'on emploie ; en médecine ne joignons pas aux raisons de dissidence découlant de notre ignorance des causes intimes des phénomènes, celles qui naissent nécessairement d'une définition non limitée et non fixe des mots ; en littérature les acceptions diverses qu'on leur accorde permettent les jeux de mots, les calembours etc... : Dans les sciences qui visent à la fixité et à l'exactitude avant tout, et la médecine devrait plus que les autres tendre vers ce double but, elles amènent la confusion partout ; elles font naître la possibilité de fausser les intelligences, de rendre les connaissances douteuses, de créer un terrain mobile dont l'erreur s'empare avec autant de facilité et de droit apparent que la vraie science. Voyez au contraire ce qui arriverait si l'on convenait que le mot *contagion* signifie seulement : *communication d'une maladie par le contact immédiat visible, et que sa propagation par le contact médial invisible* constitue *l'infection* ?

D'abord, bien certainement, personne n'oserait plus soutenir que le choléra est contagieux. Ensuite, l'observation s'aidant de ces mots bien définis, pouverait :

1° Que s'il est des cas qui peuvent faire croire à *l'infec-*

tion, il en est d'autres, pour le moins aussi nombreux, qui tendent à la faire rejeter (1).

2° Que parmi les faits qui ne sont pas en faveur de ce mode de propagation, *l'infection*, les quinze relatés dans cet article prouvent, en outre, incontestablement qu'un seul cholérique ne suffit pas pour donner à l'air ambiant les qualités infectieuses nécessaires pour reproduire le mal qu'il endure ; et que lorsque d'autres malades surviennent autour d'un seul cholérique, ce n'est pas lui, mais des causes indépendantes de lui qui les occasionnent : c'est-à-dire qu'ils le sont par la cause générale, aidée des conditions antihygiéniques locales, et des prédispostions individuelles. En preuve de ce que nous avançons ici, ne pourrions nous pas rapporter ce qui eut lieu à Paris (2) où les cholériques ayant été séparés des autres salles de l'Hôtel-Dieu et mis dans un local particulier, on a vu les accidents cholériques se développer dans les salles où il n'y avait pas de choléras, et suivre leurs cours, cesser même dans celles où les cholériques étaient réunis, sans que la fréquentation de ces derniers fut plus dangereuse que celle des autres.

Ces idées arrêtées de la science, ne sont-elles pas celles qu'attendent depuis longtemps l'hygiène le commerce, et la politique pour sanctionner des lois et des règlements conservateurs et protecteurs de la vie, et des intérêts tant généraux que particuliers des peuples !

Ces conclusions ne sont-elles pas celles qui peuvent seules justifier l'abolition des cordons sanitaires, des quarantaines, de l'égoïsme, de la peur ? Ne plus laisser aucune excuse à ces lâches abandons qui affligent et navrent profondément le cœur des honnêtes gens ? Autoriser l'isolement et la dis-

(1) *Union médicale, mars 1854.*

(2) Voyez ce qui a eu lieu à la Charité. *Union Médicale*, 4 mai 1854, page 220. M. Piorry fait ventiler *à outrance* ses salles, le choléra y éclate avec violence. M. Bouillaud fait clore les siennes avec le plus grand soin. Le choléra y paraît à peine, où est l'infection ?...

sémination des malades et des populations, afin de rendre
impossible le développement du mal sur une grande
échelle, de le limiter aux prédisposés, d'atténuer ses effets,
d'empêcher ses qualités infectieuses, s'il les possède, d'agir
et de faire de nouvelles victimes, de l'annihiler enfin autant
qu'il est au pouvoir de l'homme de le faire ?

Eh bien ! ce n'est qu'au moyen de ces termes bien définis,
qu'on pourra enfin les établir d'une manière incontestable
pour chacun : pour celui qui sait que le mot contagion signifie aussi l'infection de l'air, comme pour celui qui ne
saurait comprendre que le contact puisse se faire à distance, au moyen d'un intermédiaire qu'il ignore, qu'il ne
voit pas, qui ne tombe pas sous ses sens, ce qui du reste
permettrait de supprimer le mot contagion comme inutile
puisque celui d'infection suffirait à tout.

(B) *Diarrhée prémonitoire*, que j'ai toujours rencontrée
comme tous les observateurs du reste, chez le plus grand
nombre de cholériques tant en 1835, qu'en 1849. qu'en
1853 : que je croyais admise par la majorité des médecins,
comme un symptôme à peu près constant; et qui à cause de
cette fréquence bien constatée, a été mal à propos considérée
comme pouvant aider à déceler le siége, et peut-être aussi
la nature du mal qu'il accompagne ordinairement. Erreur
due au physiologisme mal appliqué, que le physiologisme
mieux entendu aurait pu empêcher. Il va sans dire que
physiologisme n'est pas pris ici dans le sens dédaigneusement ironique des médecins qui pensent qu'on peut se
passer de physiologie en médecine; mais dans celui de
ceux qui proclament bien haut, que la physiologie loin
d'être un hors-d'œuvre pour elle, est une des principales
bases de cette science.

C'est en effet pour s'être trop préoccupé de la diarrhée,
que l'on a été conduit par l'induction à croire, que le
tube intestinal était le seul siége primitif du mal; ce
qui a permis et nécessité même, la confusion des di-

verses maladies désignées par le même mot *choléra*; *le choléra sporadique, l'indien, et l'épidémique*. En considérant ces
trois formes diverses comme le résultat de degrés différents
d'une même lésion organique intestinale, on peut, jusqu'à un certain point, justifier une pareille opinion : c'est
ce que j'ai fait dans la note A de mon mémoire sur le choléra de Toulon en 1835. Mais ayant mieux réfléchi depuis,
1° aux *choléras secs* épidémiques surtout; 2° à la différence des évacuations dans le sporadique, l'indien, et
l'épidémique ; 3° à la lésion particulière que l'observation
ne démontre que dans le sang de l'épidémique, force m'a
été de reconnaître que ces maladies sont différentes, quoique quelques symptômes semblent permettre un rappro-
chement entre elles.

Il est dangereux de trop se fier aux symptômes pour fixer
le siége et la nature d'une maladie ; parce que les organes
expriment souvent leurs souffrances de la même manière,
quoique la cause qui les produit, et la nature de leur affection soient différentes. Ainsi dans les trois choléras, le
tube digestif *souffre*, c'est évident, mais il n'est pas le
seul organe souffrant, et il ne peut manifester sa souffrance
qu'à sa manière, c'est-à-dire, par des vomissements, des
douleurs, et des selles. Mais ces symptômes sont-ils provoqués par la même cause qui détermine la souffrance des
autres parties de l'organisme ? sont-ils primitifs ou secondaires ? la lésion intestinale qu'ils indiquent est-elle idio-
pathique ou sympathique ? principale, ou accessoire, ou
intercurrente ? voilà des questions majeures que les symptômes seuls ne nous permettront jamais de résoudre quant
au choléra, tant que nous ignorerons aussi complétement
que nous l'ignorons, et la nature de la cause prochaine,
et sa manière d'agir.

Deux réflexions sont cependant à faire sur cette cause,
et sur son mode d'action.

Est-ce un miasme ? y a-t-il intoxication de l'économie,

comme quelques médecins, l'ont supposé? Si la réponse
à ces deux questions était affirmative, ne pourrait-on pas
dire que ces idées paraissent en opposition avec l'observation thérapeutique qui prouve, que le meilleur moyen
pour empêcher le choléra de se déclarer intense et violent, est d'arrêter la diarrhée et le vomissement; de modifier enfin le tube intestinal de manière à l'empêcher
de donner issue aux matières morbifiques qui ont pris
cette direction; de faire rétrograder dans l'économie la
matière toxique qui est censée la perturber, et tendre à
détruire cette économie?

Ce que cette observation thérapeutique constate ne ten-
drait-il pas ensuite à démontrer, que la lésion intestinale
est la plus importante de toutes à surveiller et à traiter,
à cause, sans doute, de l'importance même de l'organe,
de sa vaste étendue, et de la *faiblesse* qui doit succéder
à l'abondance des matériaux morbifiques ou non qu'il permet à l'économie de perdre : et qu'il n'y a pas intoxication miasmatique; mais seulement *état morbide général*,
correspondant à un *état anormal* du milieu dans lequel
nous sommes faits pour vivre. Cela n'éclaircit pas beaucoup la question, j'en conviens, mais c'est beaucoup
d'en exclure ce qui n'est pas. La méthode d'exclusion a
cela d'avantageux qu'elle empêche l'esprit de s'égarer
dans des routes sans issues, et qu'elle oblige à ne s'occuper que de ce qui peut être, et enfin de ce qui est.

(C) Ces symptômes les voici : langue très-rouge, dénu-
dée de son épithélium par plaques en plusieurs endroits,
avec grande tendance à sécher, soif vive ardente, vomissements incessants de matières acqueuses muqueuses
non décidément *risiformes*, selles fréquentes peu abon-
dantes de matières semblables. Douleur sur aigue à l'é-
pigastre, et à l'ombilic, chaleur peu prononcée mais un
peu âcre, pouls très-faible, très-petit mais fébrile. Figure

décomposée, amaigrie, yeux enfoncés dans les orbites, cernés par une bande bleuâtre ; point d'expression dans le regard, voix félée, respiration fréquente, gênée, faiblesse considérable, brisement des forces, crampes aux jambes, angoisses extrêmes, assoupissement dans les moments de calme apparent, difficulté de fixer l'attention, moiteur et laxité de la peau.

Quoique le mot gastro-entérite, celui de gastrite sur-tout, ne représente guère autre chose qu'un mythe pour beaucoup de médecins d'aujourd'hui, j'ose m'en servir, parce que, s'il est permis d'avoir une opinion après trente-trois ans d'études médicales et de pratique, je suis de ceux qui croient que non-seulement l'estomac, et le tube intes-tinal peuvent être le siége d'une *irritation*, d'une *inflam-mation* même, (1) aussi bien que tout autre organe de notre corps, mais encore qu'ils devraient pouvoir présen-ter plus facilement que certains d'entr'eux cet état patholo-gique, et d'autres encore ; à cause de l'importance et de la fréquence de leurs fonctions, de l'infinie variété des mo-dificateurs avec lesquels on les met journellement en rap-port, de l'étendue de leur surface, des sympathies nombreu-ses qui y aboutissent, et surtout de l'abus qu'on en fait par plaisir, par habitude, et par ton : parce que je suis aussi, en outre, de ceux qui pensent qu'if y a lieu de s'é-tonner, non pas que la *gastrite* existe, mais qu'elle n'ait pas plus souvent lieu ; et qu'il *serait à désirer* avec M. Burggraeve, membre titulaire de l'académie de Belgique ; *que le plus vaste génie des temps médicaux modernes ait snr-vécu à son mal, pour défendre encore sa doctrine, souvent si étrangement défigurée.* (2)

(1) Je souligne les mots sur lesquels on ne s'entend pas ou on s'en-tend peu en médecine ; et si l'on faisait ainsi dans tout livre médical on finirait par être effrayé du nombre de mots sur lesquels on ne s'en-tend guère.

(2) *Union médicale* 17 décembre 1853.

Que les aveugles sectateurs de la doctrine de l'irritation aient abusé du mot et du dogme, on ne saurait en disconvenir : Mais que les affections morbides gastro-intestinales ne soient pas très-fréquentes, plus fréquentes même que toutes les autres ; que dans chacune d'elles presque, l'*irritation* ou une de ses conséquences l'*inflammation* n'y soient pas souvent pour qnelque chose ; que la gastrite enfin, et la *gastro-entérite*, n'existent plus, n'aient jamais existé que dans l'imagination du dernier réformateur et de ses élèves ! et qu'il faille reconnaître que l'*irritation et l'inflammation* de l'estomac et du tube intestinal, ne peuvent se développer que dans certains empoisonnements ! C'est ce que les connaissances anatomiques, physiologiques, hygiéniques et pratiques de tout médecin exempt de préoccupations scolastiques ne devraient pas permettre d'admettre.

Quant à moi, en l'absence d'une idée synthétique générale suffisante, depuis que l'ouragan Broussaisien, ayant renversé les dogmes fondamentaux de l'ancien édifice médical, n'a plus laissé sur le terrain qu'il a ébranlé que des débris, et attendant pour la reconstruction d'une nouvelle doctrine médicale, un génie aussi puissant pour recréer que celui du bouillant réformateur le fut pour détruire, il m'est resté, de l'étude attentive de tout ce qui s'est passé, une crainte salutaire de l'*irritation* et de l'*inflammation*, même dans les affections gastro-intestinales, même dans le simple *embarras saburral* ; parce que la ténuité, la *nervosité* et la vascularité si prononcées des différentes parties du tube assimilateur doivent justifier de l'idée, que des chances aussi positives *d'irritation* (1) et *d'inflammation* ne puissent pas exister dans un organe, sans que leurs conséquences ordinaires ailleurs, y soient plus ou moins à crain-

---

(1) Aujourd'hui en 1865, je dirais : de modification moléculaire morbide.

dre : aussi ai-je toujours agi d'après cette crainte , et je ne
me rappelle pas d'avoir eu à m'en repentir; tandis qu'il me
souvient des regrets que j'ai souvent eu de ne pas avoir
fait précéder d'un traitement antiflogistique, les vomitifs ou
les purgatifs que certaines *affections* morbides intestinales
réclament sans doute, pour peu que l'épigastre fut dou-
loureux ou sensible, ou que la langue manifestât la moindre rougeur sous la couche saburrale qui caractérise
presque tous *ces états anormaux* du tube digestif; et même
dans des cas ou rien du côté de l'épigastre ou de la langue
ne semblait indiquer aucune *irritation*, aucune *congestion
morbide sanguine*, aucune *inflammation*. De là, à l'admission de la gastro-entérite dans toutes les maladies de ce
tube, il y a aussi loin que de la vérité à l'erreur, que de la
rareté de la phlogose à la négation absolue de cet état pathologique en lui. Dans toute *maladie*, en général, dans celles
de ce tube par conséquent, il existe une modification anormale qui doit empêcher les deux principales conditions de
l'existence et des fonctions des organes , *l'innervation* et la
circulation, de s'y faire selon le type de santé. Or ce type
ne permettant ni *irritation*, ni *congestion*, ni *phlogose*, ni
engorgement quelconque, toute *modification* morbide le rem-
plaçant doit être suivie, plus ou moins, de tout ce que
l'état physiologique qu'elle trouble et qu'elle remplace em-
pêchait d'être. Qu'il soit vrai aussi , que malgré toutes les
raisons précédemment citées *d'irritation* et *d'inflammation*,
on n'observe pas dans le tube intestinal, ces deux modes
pathologiques aussi souvent que l'on pourrait s'y attendre,
qu'est-ce que cela prouve ? sinon que la *résistance* à la *maladie* de cette portion de *boue travaillée par une main divine*,
comme dirait Bossuet, prouve la prescience de cette main,
qui savait jusqu'où irait un jour l'abus que la gourman-
dise, la gloutonnerie même, et l'ignorance de son *chef-d'œuvre*, ne manquerait pas de faire. Mais je le répète, de cette
résistance à la négation de *l'irritation* et de *l'inflammation*

de cette partie du corps, il y a un abîme qu'on ne peut pas franchir, quand on connaît le *spleen* des grands mangeurs, certaines *hypocondries* ou *dyspepsies*, les nombreuses *maladies chroniques* du *gaster* enfin et les symptômes morbides innombrables qui s'y rattachent, et qu'on en sépare malheureusement quelquefois, au grand détriment des patients.

(D) INDIGESTION ! Le 4me, le 7me et le 8me cas surtout, ont coïncidé avec une indigestion ! Voilà encore un acte patho-logique coïncidant si fréquemment aussi, avec une attaque de choléra ; s'exerçant dans le même organe important d'où précède la diarrhée,—organe dont la souffrance par sa constance et sa violence dans cette affection, masque celle des autres parties de l'organisme, et absorbe l'attention de l'observateur, — que cet acte a pu continuer à faire prendre le change aux médecins, et à les corroborer dans l'opinion que la modification morbide de cet *appareil organique essentiel*, autrement dit *tube digestif*, était *toute* la maladie cholérique.

Lorsqu'un médecin semblable à celui que M. Burggraeve, membre titulaire de l'académie de Belgique, (1) n'a pas craint, même aujourd'hui que la France rougirait presque de l'avoir produit, de désigner comme le *plus vaste génie des temps médicaux modernes*, a pu s'en laisser imposer assez par la fréquence de ces deux phénomènes patho-logiques, pour lui suggérer cette improvisation qui fut appelée magnifique alors ; qui provoqua tant d'applaudis-sements en 1832 ; et qui renferme plus d'une vérité, quoiqu'on en dise, malgré son *exclusiveté*, (2) on doit par-donner à de simples docteurs comme nous de n'avoir pas résisté à l'entraînement de faits aussi sensibles, et d'avoir

(1) *Union* du 17 décembre 1853.
(2) Voir le supplément, *au Courrier français* du 22 avril 1832.

pris de même, dès l'abord, de simples effets pour des causes,
des symptômes consécutifs au mal, pour le mal lui-même. C'est le point de vue que je me suis efforcé de soutenir en 1835, dans la note A de l'opuscule cité ; mais maintenant comme pour la diarrhée, je me sens disposé
à avouer, que l'indigestion n'indique pas plus le siége
du mal, qu'elle, et encore moins sa nature : que cet acte
morbide est le résultat, ou au moins une complication
d'un état anormal général, antérieur à lui ; et que, comme
l'étincelle qui enflamme une trainée de poudre, l'*indigestion* par l'augmentation du *malaise*, et du trouble organique général et local qu'elle provoque, rend manifeste
cet état anormal général developpé par la cause pro-
caine et occulte du fléau, *état anormal* aussi inconnu dans
son essence que cette cause elle-même.

Quand on réfléchit sérieusement toutefois aux raisons
qui peuvent fixer l'opinion sur l'identité des choléras ou
leur différence, on ne trouve pour établir et prouver
sans réplique cette dernière, que celle-ci, « *en tout temps
les causes secondaires apparentes ou appréciables du choléra
ont existé et agi, et cependant jamais, en Europe, la forme épidémique avec toutes ses bizarreries ne s'était montrée.*»

J'ai pu dire, à la page 50 du mémoire cité, « *Qu'est-
ce que cela prouve? seulement, selon moi, que jamais elles
n'avaient agi aussi simultanément, aussi fortement, aussi
longuement sur un ensemble de constitutions aussi considérablement prédisposées, par des faits antérieurs ou actuels,
par des causes locales aussi actives, aussi puissantes.*»

Mais aujourd'hui cette réponse ne me satisfait plus,
elle est insuffisante, et superficiellement spécieuse. La forme épidémique nécessite l'admission d'une cause générale,
autre que ces causes secondaires de tout temps connues,
appréciées et agissantes, susceptible de produire un état
morbide général non existant dans les choléras dus à de

simples causes secondaires ; et cette admission fait alors
de la maladie épidémique une toute autre affection que
celle due à l'influence de ces causes. Les autres raisons
invoquées pour différencier l'épidémique des deux autres,
permettent toutes des réflexions qui en amoindrissent la
valeur , celle dont nous venons de parler , seule, n'en
permet aucune.

Les choléras secs, en effet, ne le sont qu'en apparence.
L'ouverture des cadavres prouve que le tube intestinal est
gorgé de matières dites cholériques.

La différence des évacuations dans l'épidémique, peut
être attribuée, sans objection valable , à une modificaiion
morbide de l'appareil digestif d'une *nature* ou d'un degré
tels, que la sécrétion biliaire soit arrêtée, et que l'exhala-
tion intestinale seule puisse s'effectuer d'autant plus abondante que la congestion abdominale est forte.

La lésion particulière du sang pourrait être due à un défaut d'innervation , résultat d'une excessive modification
morbide de l'organisme ou même seulement du tube digestif, puisqu'elle cesse avec le retour de la réaction (1).

Si pour repousser les prétentions de ceux qui ont voulu
soutenir que le choléra épidémique n'était qu'une phleg-
masie gastro-intestinale, on avançait que les émolliens, et
les évacuations sanguines ne sont pas ce qu'il y a de mieux
à employer pour venir à bout d'une attaque de choléra ;
on peut répondre que l'agent thérapeutique le mieux indiqué pour un cas morbide, ne l'est pas également bien
pour toutes les époques du cas ; que tel remède qui guérit
au commencement du mal, ou à certain degré de ce mal,
tue si on l'applique à la fin, ou lorsque la *maladie* est arrivée à un degré plus fort, et *vice versa* ; que la saignée remède non douteux de la pneumonie et de l'apoplexie, peut
précipiter l'issue funeste si on la pratique trop tard, lors-

(1) *Union médicale*, mars 1854, *Analyse du sang des cholériques.*

qu'une altération organique trop profonde existe avec la congestion inflammatoire etc.

Je me rappelle avoir entendu formuler cet autre motif de différencier l'épidémique de l'indien, en ces termes : l'opium est un remède reconnu bon contre le choléra indien, il est insuffisant, souvent même il parait nuisible dans l'énidémique, donc ces deux choléras diffèrent, Eh ! bien, les faits concernant le traitement de la diarrhée *prémonitoire* semblent diminuer considérablement la valeur de cet argument ; car, il paraitrait prouvé que les préparations opiacées sont ce qu'il y a de mieux à employer pour guérir la diarrhée prodromique , et empêcher ainsi le développement du choléra (1); mais, dira-t-on, la diarrhée prémonitoire n'est pas le choléra : je répondrai avec M. Jolly (2) que la diarrhée doit être considérée comme une nuance du choléra , comme le résultat d'une influence épidémique, comme un *choléra benin*, une *cholérine*, puisque si vous la négligez, si vous ne l'arrêtez pas vous pouvez arriver au choléra le mieux conditionné.

Toutes ces raisons et bien d'autres que je passe sous silence, peuvent donc être amoindries, annulées même par des réflexions contraire, fondées, Peut-on en dire autant de celle que nous avons donnée comme absolue? J'ai beau chercher, je ne trouve rien à lui opposer.

Le choléra épidémique actuel est dû à une *cause générale,* déterminant une *modification organique spéciale* qui n'a pas lieu dans les autres choléras, et qui en fait une *affection* à part.

Voilà à peu près tout ce que nous pouvons affirmer du choléra épidémique, qui se rapproche plus de l'indien que de tout autre, ce qui est bien peu après trois épidémies essuyées en vingt-un ans, (3) et la preuve la voici :

(1) *Union*, mars 1854, 4 mai 3854.
(2) *Union*, 25 avril 1854, page 201.
(3) Ceci a été écrit en 1854.

Connait-on la nature de la cause essentielle ?.... NON.

»   la manière d'agir ? .... NON.

»   le siège du mal ?,.......... NON.

»   la nature de l'affection ?.... NON.

»   le traitement à suivre ?.... Oh !

pour le coup c'est le cas de ne pas se contenter d'un NON, car il n'est aucune méthode de traitement qui n'ait été mise en usage quant aux agents thérapeutiques eux-mêmes, vomitifs, purgatifs, excitants, sédatifs, antiphlogistiques, poisons, eau à toutes les températures, astringents, alcalis, acides, narcotiques etc., etc., tous les matériaux de l'arsenal pharmacologique et thérapeutique enfin, ont été essayés, préconisés, abandonnés, pour arriver à ce résultat désespérant et humiliant pour la science et pour l'art :

Depuis que l'épidémie cholérique sévit dans le monde il est prouvé :

1° Que, dans tous les temps et dans tous les lieux,

     La modification la plus active,

     L'expectation la plus absolue,

     L'homœopathie la plus hannemanienne,

     Agir enfin, ou ne rien faire,

     Rien de tout cela ne diminue le nombre des morts :

1° Que toujours, dans une période, épidémique la proportion des décès et des survivants est la suivante :

Décès...... 60 0/0 plus ou moins dans le commencement,

     puis 50 0/0

     puis 40 0/0 vers la fin.

2° Que si quelques médications ont paru évidemment arrêter le développement individuel du mal, ou l'enrayer, et le faire rétrograder une fois déclaré, c'est toujours sans savoir pourquoi ni comment ; et cela ne ponvait pas manquer d'être, en ne connaissant pas les données principales du problème que l'on à à résoudre : et qu'ensuite ces médications individuellement heureuses n'ont jamais pu être d'un usage général avantageux.

L'indigestion comme cause apparente du choléra nous a conduit très-loin. C'est que cet acte physiologico-pathologique, se passant dans un organe d'où semblent émaner les symptômes les plus compromettants du choléra, nous a obligé de discuter le siége, de remonter à la cause du mal, et de donner enfin le bilan bien en déficit de nos connaissances positives sur cette affreuse affection : car, si nous avons vu ce que nous ne savons pas, voici ce que nous savons.

1° Une cause générale *inconnue* existe.

2° Elle *perturbe* l'organisme.

3° Aidée de causes secondaires locales, générales ou individuelles, elle peut produire les accidents les plus funestes.

4° La cause générale agissant seule, n'est pas aussi active, ni aussi à redouter que les morts rapides nombreuses et terrifiantes des premiers moments de l'épidémie, porteraient à le penser.

Dans la réflexion suivante nous commencerons la preuve de cette dernière proposition à apparence paradoxale, mais heureusement vraie, consolante et indicatrice de la conduite à tenir, non pour guérir, mais pour prévenir le mal, ce qui vaut mieux. Un article à part complétera la démonstration.

(E) Les faits qui servent à étayer l'opinion des contagionistes, avons-nous dit, peuvent toujours être compris et expliqués autrement, et en dehors de toute influence contagieuse.

Voyez ceux publiés et commentés par le docteur Richelot dans l'*Union médicale* du 27 décembre 1852. La preuve d'une influence cholérique générale, c'est-à-dire épidémique, méconnue ou négligée, agissant sur le village où ces faits ont été recueillis est trop clairement mise en évidence par l'auteur de l'article, pour que je cherche à mieux faire. Les lecteurs s'édifieront complétement par sa lecture.

Analysons maintenant ceux du docteur Brochard concentrés dans sa lettre à M. Jolly (1). Ils semblaient péremptoires, ils n'étaient, comme tous ceux relatés ailleurs pour la même cause , que superficiellement observés et appréciés. C'est leur réfutation par M. Jolly (2) qui seule est irréfutable.

Nous n'ajouterons donc rien ici, pour prouver que les faits qu'on donne comme étant produits par la contagion , ne le sont que par la coïncidence de la cause générale inapperçue, avec des causes morbides locales, et des prédispositions individuelles à en être plus ou moins fortement influencés. Toujours, dans les cas d'une contagion supposée, on peut les comprendre sans le secours de la contagion. En est-il de même de ceux qui semblent exclure toute idée de contagion ? Des quinze par exemple , qui font le sujet de ce mémoire ? peut-on comprendre autrement que par la *non-contagion* ces faits, qui semblent prouver sans réplique que la propriété contagieuse n'existe pas pour le choléra ?.... Évidemment, non.

La seule réflexion que nous nous permettrons sur les deux lettres du docteur Jolly, sera relative à la cause générale inconnue, mais sans contredit existante dans toute épidémie cholérique : parce que cette cause est une donnée trop importante du problème cholérique, pour ne pas chercher à fixer sa valeur réelle à défaut de pouvoir démontrer sa nature.

« *Une maladie dont la cause*, dit l'auteur de la réponse au docteur Brochard, page 443, *doit être d'une* EFFROYABLE INTENSITÉ *à en juger par la violence même de ses effets etc.*

C'est contre cette appréciation exagérée de l'influence pathogénétique de la cause épidémique, que je demande la permission de m'inscrire. Parce que des faits, passés inapperçus comme la cause épidémique pour la contagion,

(1) *Union médicale* du 3 et 5 janvier 1850.
(2) *Union médicale* du 7 et 10 septembre 1850.

tendent à prouver une chose bien consolante, du reste, à savoir : que *cette cause n'est ordinairement guère plus à redouter que la propriété contagieuse, si l'on n'est pas préalablement disposé à la ressentir fortement.* Cette proposition choque au premier abord, comme un paradoxe. Elle n'est pas autrement paradoxale pourtant que la non-contagion.

Voici ces faits, entre un grand nombre d'autres que je pourrais grouper si je ne craignais pas d'être trop long, et qui doivent donner à réfléchir aux personnes qui n'ont pas été en position comme nous pour en être frappés.

1° En 1832 et en 1849, mais surtout en 1832, les environs de Paris sont fortement frappés par le choléra, excepté *Bellevue* qui a joui d'une *immunité complète* (*Union médicale n° 69 1849.*)

2° En 1835 pendant qu'il y avait à Toulon presque autant de malades que d'habitants, et de morts que de malades, le vaisseau la *Ville de Marseille* dont j'étais le chirurgien major, (1) et une frégate, l'*Artémise*, en tout onze à douze cents hommes, au mouillage en rade, c'est-à-dire à trois milles au plus du grand foyer d'infection Toulon, n'eurent que quelques affections cholériques légères dont personne ne mourut.

3° En 1849, la Seyne-sur-Mer, petite ville de sept à huit mille âmes, à trois milles dans l'ouest de Toulon, a offert les quinze cas de choléra dont il a été question au commencement de cet article, sans autre fait épidémique ou contagieux !

Comment expliquerons-nous l'immunité de *Bellevue*, le petit nombre de cas observés à bord des bâtiments précités, en 1835, et leur bénignité ; ainsi que les quinze attaques isolées de la Seyne en 1849 ?

Bellevue n'est pas loin de Paris.

_____

(1) Pour de plus amples renseignements, voir mon travail sur le *Choléra de Toulon* en 1885. J. B. Baillière. Paris.

Les vaisseaux étaient à peu de distance de Toulon, la Seyne aussi. D'où vient cette différence tranchée dans les résultats de l'action d'une même cause ?

J'ai eu beau creuser mon imagination, je n'ai pu trouver que les raisons suivantes :

1° Ou la cause générale avait moins d'énergie à *Bellevue*, à bord des navires à l'ancre, et à la *Seyne*, qu'à *Paris* et à *Toulon*.

2° Ou cette cause ayant le même degré d'énergie partout, ne rencontrait, à *Bellevue*, aucun individu fortement apte à subir ses atteintes ; à bord des bâtiments, qu'un petit nombre de prédisposés, et légèrement encore ; à la Seyne, qu'une quantité un peu plus considérable, et avec des dispositions plus prononcées.

3° Ou, encore, cette cause toujours la même partout, était aidée à *Paris* et à *Toulon* par des causes secondaires locales, qui n'existaient pas à *Bellevue*, qui existaient peu à bord, et un peu plus à la *Seyne*.

Je pourrais ajouter les caprices et les bizarreries du fléau, mais je suis de ceux qui pensent qu'il faut être très-sobre de pareilles raisons dans toute appréciation dite scientifique, ou qui en a la prétention.

Je ne parle pas non plus des *nuages cholériques*, parcequ'il faudrait supposer qu'il n'en est jamais passé sur *Bellevue*, et que ceux qui ont touché les vaisseaux ou la Seyne, étaient moins chargés que ceux qui se promenaient sur Paris ou Toulon, ce qui ne me paraîtrait pas sérieusement admissible ; les localités en question étant à des distances si minimes, que des suppositions semblables se rapprocheraient trop de l'hypothèse gratuite.

L'égalité de l'énergie de la cause spéciale à des distances aussi minimes ne peut pas être révoquée en doute, ce me semble, restent donc les prédispositions individuelles, et les causes morbifiques locales pour rendre raison de ces faits à apparence bizarre et capricieuse pour l'obser-

valeur inattentif, mais qui ne choquent en rien les vrais
principes médicaux et la raison quand on sait en trouver
la clef. Je n'en relate que trois, j'en mentionnerai bon
nombre d'autres quand je chercherai à prouver plus *in extenso* ce que je ne fais qu'indiquer ici. Continuons :

D'abord, une cause dite générale devait agir aussi
bien à Bellevue qu'à Paris; à bord, et à la Seyne qu'à
Toulon! ce ne serait plus une cause générale celle qui
agirait ici, et non à quelques milles de distance.

Ensuite, si cette cause trouvait en elle-même la puissance de produire des modifications morbides profondes
et mortelles, sans avoir besoin d'aide, toutes les localités
influencées par elle présenteraient les mêmes phénomènes; or cela n'est pas; ici, des morts rapides nombreuses; là, des atteintes légères; ailleurs rien, je suis convaincu que si l'on faisait une somme des localités n'ayant
rien éprouvé, cette somme dépasserait de beaucoup celle
qui représenterait le total des lieux qui ont été atteints :
ce qui ne serait pas une petite preuve contre la toute puissance de la cause générale.

Les prédispositions individuelles et les causes locales
font donc tout le danger, mais surtout les dernières,
parce que il est probable que les habitants de *Bellevue*,
comme les *Seynéns* avaient été, et étaient aussi peu
courageux, aussi peu chastes, aussi peu raisonnables,
en général, les uns que les autres : que les prédispositions
provenant des passions individuelles, ou de l'hygiène particulière mal entendue et mal suivie, existaient aussi
bien à *Bellevue*, qu'à bord, et qu'à la *Seyne*, et cependant, voyez la différence des résultats.

A *Bellevue*, comme à bord, comme à la *Seyne* on y rencontrait sans nul doute, par conséquent, des prédispositions
individuelles et une cause générale en action ? Eh bien !
cela ne suffit pas pour développer le choléra à *Bellevue* :
cela suffit à peine pour provoquer quelques dérangements

à apparances cholériques et non mortels à bord des navires cités , et cela produisit seulement quelques cas graves de choléra, dont quelques uns mortels, à la *Seyne!* Encore une fois pourquoi ? Car la médecine doit répondre à une question semblable sous peine de déchéance : pourquoi ? Eh ! mon Dieu ! par la raison suivante laquelle ressemble à une niaiserie par sa simplicité. Niaiserie dont il faut pourtant que nous nous contentions, puisqu'il est bien certain que tout ce que nous savons du choléra, c'est que nous nous n'en savons rien (1). *Le choléra est un mystère pathologique que notre science n'a pu encore dévoiler* (A. Latour).

Ces différences proviennent donc de ce qu'il n'y avait pas à Bellevue ce que l'on trouve à Paris ; à bord, ce qui existait à Toulon ; et que ce qui existait à Toulon se retrouvait en partie seulement à la Seyne. En d'autres termes, qu'il y avait à *Bellevue* ce qui n'existait pas à Paris ; à bord et à la Seyne , ce qui ne se rencontrait pas à Toulon.

Qu'y avait-il donc à Bellevue que Paris ne puisse pas revendiquer ?.... Allons-y et observons, nous trouverons : « *Situation élevée, entourage de bois, disposition particulière des habitations qui sont toutes séparées les unes des autres par des jardins,* ABSENCE DE TOUT FOYER D'INFECTION (*Union médicale* n° 69 — 1849).

ABSENCE DE TOUT FOYER D'INFECTION !..... Entendez-vous? *Disposition particulière des habitations..... séparées toutes par des jardins....* Comprenez-vous que l'encombrement dans un espace trop petit y est impossible?.....

Vous voyez que cela ne ressemble en rien à Paris, ni à tout autre centre de population que ce soit , où le choléra n'a pas fait défaut comme à *Bellevue.*

Qu'y avait-il à bord qui ne fut pas à Toulon ?..... De l'ordre, une discipline sévère mais paternelle, une hygiène convenable, *et une absence de tout foyer permanent d'infec-*

(1) *Union.* 4 mai 1854

tion ; toutes choses qui annulaient les effets fâcheux d'un *encombrement obligé*, et non volontaire comme à terre dans les centres populeux. L'encombrement est obligé à bord parce qu'on n'a qu'un espace limité à sa disposition ; il est volontaire à terre puisque l'espace dont on pourrait disposer n'est pas limité.

En quoi la Seyne ressemblait-elle à Toulon ?.... Par quelques foyers d'infection !.... En quoi différait-elle ?... Par moins d'encombrement dans les maisons, par une population moindre, un air plus libre, moins concentré, plus mobilisable, plus pur, c'est-à-dire moins impur.

Or, si les conditions de développement et de léthalité du choléra sont positivement :

1° Une cause générale ,

2° Des causes locales ,

3° Des prédispositions innées, on acquises et que ,

1° Dans une localité tout à fait exempte de choléra, *Bellevue*, on ne rencontre que la *cause générale* et des *pré-dispositions* (que rien n'a indiqué mais qu'on est en droit de supposer, parce que, ainsi que nous l'avons déjà dit, les hommes sont partout les mêmes), *sans causes locales de maladies générales, sans foyer d'infection.*

2° Que dans une autre localité représentée par les deux navires cités, qui manquaient de Toulon depuis plus de deux ans, où on n'observa que quelques cas légers de choléra, on ne rencontre que la *cause générale, des dispositions individuelles*, et un encombrement forcé nuisant à la complète pureté de l'air, ainsi que diverses causes morbigènes particulières aux vaisseaux.

3° Et que dans une autre localité comme la *Seyne*, où il y eût plusieurs cas de choléra plus graves, dont quelques-uns furent mortels, on ne rencontre pas seulement la *cause générale*, des dispositions pour la maladie, mais encore des causes locales infectieuses !

La conséquence rigoureusement logique de ces faits

n'est-elle pas, que la cause générale, même aidée de légères prédispositions individuelles, ne suffit pas quelquefois pour développer[le mal ? (*Bellevue*), et que les causes, morbigènes locales sont les conditions préalables et principales de sa manifestation et de son développement, par leur influence fâcheuse sur les organismes en rapport avec elles depuis longtemps, d'abord ; et par le secours qu'elles prêtent à la cause générale accidentellement en en action, (*La Seyne et les vaisseaux*).

Si l'on m'objectait que j'argumente sur un trop petit nombre de faits, pour pouvoir donner à ma conclusion une portée aussi générale, je répondrais que des faits semblables à ceux qui m'ont servi pour conclure ne manquent nullement pour lui imposer l'importance du nombre ; que j'en connais assez pour annuler cette objection si je n'avais pas craint d'être trop long ; que, du reste, ceux dont j'ai parlé seraient les seuls connus, qu'il faudrait se rappeler que *chaque fait possède la valeur qui lui est propre, que chaque fait a le même entêtement, la même inflexibilité.*

Cette conclusion consolante me semble donc sans réplique.

Dans *Bellevue*, en effet, nous trouvons :

1° Cause générale.

2° Prédispositions individuelles probables.

3° Point de causes locales :

   Pas de choléras.

A bord des bâtiments en quarantaine :

1° Cause générale.

2° Prédispositions individuelles probables.

4° Quelques causes locales :

Quelques cas de choléra non mortels !

A la *Seyne* :

1° Cause générale.

2° Prédispositions individuelles probables.

3° Causes locales plus nombreuses et plus fortes qu'à bord des navires :

*Cas plus nombreux, plus intenses de choléra qu'à bord,
dont quelques-uns même mortels !*

A Toulon :

    1° Cause générale.

    2° Prédispositions individuelles longuement préparées
par de

    3° Nombreuses et puissantes causes locales existant
depuis longtemps, telles que foyers d'infection, encombrement excessif des maisons etc.

Choléras nombreux, terribles, et presque tous mortels ?

De même à Paris ; de même à Marseille et de même
enfin partout où les causes locales se joignent sans nul
doute à la cause générale, et aux prédispositions individuelles qu'elles concourent à fournir en grande partie.

J'entends bon nombre de lecteurs s'écrier en secouant
la tête en signe d'improbation, et Lyon ! la grande ville,
et en apparence la plus sale du monde ?... Eh bien ! c'est
précisément cette ville qui peut servir encore mieux
que toute autre à prouver la vérité de ma proposition ;
et si nos honorables contradicteurs veulent bien lire la
note E, page 77 de mon opuscule, ils verront que l'immunité de cette ville s'accorde avec l'absence de tout grand
foyer permanent d'infection ; et que l'influence des deux
fleuves qui la traversent a toujours été mal appréciée
par ceux qui s'en sont occupés.

———

(F) Cette rapidité de l'attaque et de la guérison, ce retour
accéléré à la santé malgré l'intensité des accidents, m'ont
surpris souvent, mais surtout les deux fois qui font le sujet
de cette réflexion ; la première fois chez Eugénie GASSIN,
qui fut desuite et plusieurs jours à l'agonie, et qui put se
marier fraîche et grasse quarante jours après : la seconde,
chez cet enfant, qui, une fois sa complication vermineuse
détruite, marcha si rapidement vers la santé, que sept

jours après il était méconnaissable pour ceux qui l'avaient vu amaigri, cyanosé, *crampé* et râlant presque.

Cela n'indique-t-il pas que les agrégats organiques de ces malades, altérés d'abord par la maladie (*gastro entérite pour* EUGÉNIE, *état morbide saburral et vermineux* pour Perrin, dont ils étaient atteints depuis plus ou moins longtemps,) avaient reçu de la cause générale un degré d'altération plus considérable, qui les avait fait arriver à la limite de l'organisation vitale ? que sous l'influence de ces deux causes de modification morbide, ces agrégats étaient sur le point de passer dans la catégorie des composés matériels inorganiques ; et que par la destruction de l'une de ces deux influences altérantes, (*la gastrite et l'embarras gastro-intestinal*) ces agrégats, n'étaient plus soumis qu'à celle de la cause générale, que nous savons impropre, toute seule, à altérer assez profondément ces agrégations matérielles vitales au point de les empêcher de fonctionner dans le sens de la vie, avaient pu reprendre leur organisation propre et leurs fonctions ordinaires relatives ; et lutter avantageusement, au moyen des conditions vitales que nous portons en nous dès la fécondation de l'ovule, contre l'action modificatrice anormale du milieu ambiant ?

La violence des effets morbides initiaux observés dans des cas semblables, n'est due qu'à la profondeur de la modification anormale des agrégats vivants, sous l'influence combinée de trois causes altérantes de ces agrégats, *maladies individuelles*, causes, *générale et locales.*

Si j'avais laissé agir chez Eugénie les deux influences morbides, si j'avais surtout exaspéré l'individuelle, ou la gastrite, par des toniques ou des excitants intempestifs : si pour le petit Perrin, je n'avais pas guéri la complication vermineuse par des autelmintiques tels que calomélas, et que j'eusse ainsi laissé les deux causes altérantes continuer à agir sur ces deux organismes, leurs agrégats vitaux eussent passé à la composition inorganique aussi rapide-

ment qu'ils reprirent leur état organique. Voilà comment
notre organicisme permet de comprendre et d'expliquer ce
qu'il y a d'étonnant dans ces deux faits qui ont dû se renouveller ailleurs, mais qui, je crois, ne doivent se représenter que dans le jeune âge, alors que les conditions
vitales dont les corps vivants sont doués par leur organisation propre, sont au maximum de leur intensité et de leur
force.

Il me semble, sauf illusion, que ce sont là des idées
nouvelles, ouvrant une voie nouvelle à la physiologie et
à la thérapeutique.

Cet article déjà bien long, mais qu'il m'a été impossible
de faire plus court, tant le sujet est important, et les
propositions nécessaires pour l'éclairer liées l'une à l'autre, s'il est jugé digne de figurer dans votre journal (1),
m'encouragera à reprendre la démonstration plus en
grand de ma façon de penser sur le degré d'énergie de la
cause générale, qu'on *a jugé*, mal à propos, *devoir être d'une
effroyable intensité à cause de la violence des effets observés*
qu'on lui a faussement attribuée. J'ai réuni tous les matériaux nécessaires pour cela : Constantinople, Versailles, les
environs de Paris, l'intérieur de Paris même, Compiègne,
Elbœuf et les communes voisines, Louviers et le Plateau de
Mautaure, le village de Tooting en Angleterre, New-Yorck,
Chauny, Bruxelles, les environs de Toulon, Grasse, Montpellier etc., etc. me fourniront amplement les moyens de
l'établir d'une manière irréfutable. En attendant, ma conviction personnelle est tellement profonde qu'il m'est impossible de comprendre :

1° Qu'on puisse se contenter de faire une statistique sèche des cas de choléra dans un pays, sans en rechercher minutieusement les raisons individuelles ou locales en dehors
desquelles ces cas ne sauraient exister, et qu'on trouverait

(1) *Union médicale*, Paris 1854.

toujours si on s'en occupait avec un esprit convaincu comme le nôtre.

2º Que les gouvernants n'aient pas eu l'idée de dire : *Bellevue*, par exemple, n'a jamais eu le choléra ! puisque la médecine peut si peu contre cette maladie une fois déclarée , mettons toutes les localités dans les conditions , ou à peu près, ou aussi près que faire se pourra, que *Bellevue*.

3º Telles ou telles villes n'ont jamais échappé au choléra, comparons-les à *Bellevue*, ou à toute autre localité qui ne l'a jamais eu aussi, et donnons à ces villes pestiférées les conditions d'immunité des autres, de *Bellevue*.

Tout cela et des commissions médicales nommées pour rechercher les causes locales ou individuelles du fléau, qu'on trouverait toujours si l'on était bien convaincu de leur importance absolue, vaudrait mieux, selon moi , que de donner pour tout renseignement scientifique d'une épidémie cholérique, le nombre des cas et celui des décès :

Que de mettre toute la matière médicale à contribution pour trouver un remède spécifique, qui ne saurait exister :

Que de créer même des prix de 100 mille francs pour établir deux choses qui paraissent au-dessus de la science et du pouvoir humains : *la nature de la cause*, *et le remède pharmaceutique* à employer pour *guérir* le mal une fois déclaré.

Les premiers moments de l'invasion du choléra dans une localité préparée pour que la cause générale puisse agir, sont *terribles, les cas nombreux, les morts certaines et promptes*, parce que la prédisposition à subir l'effet de la cause générale est extrême chez un grand nombre.

Plus tard , la cause n'agissant que sur des organismes moins lésés, ne produit que des choléras moindres; la proportion des guérisons augmente.

Plus tard encore , la même cause ne rencontrant plus que des individus ayant conservé une suffisante force de réaction pour s'opposer à son influence, ne peut plus

produire que des cas encore plus légers : C'est-à-dire que
dans la même ville, par le fait de la disparition des prédispositions profondes, et même en partie des causes
locales par l'émigration, les morts et l'hygiène mieux
suivie qu'on invoque au moment du danger, pour la dé-
laisser encore plus tard, il s'y passe ce qu'on observe dans
plusieurs autres endroits à la fois. Paris, par exemple finit
par être successivement comparable à la Seyne, puis au
vaisseau, enfin à Bellevue ; et l'on est porté à dire : à telle
époque l'*intensité de la cause*, dans cette ville, *était effroyable* ;

Plus tard cette intensité a diminué ;

Plus tard encore elle n'avait presque plus de force pour
produire la mort.

Ce n'est pas la cause qui avait une énergie *effroyable*,
et qui a diminué : ce sont les causes secondaires qui l'ai-
dent à occasionner la mort, qui avaient graduellement
cessé, et qui avaient ainsi ramené la localité éprouvée
aux conditions de celles où la cause générale, quoique
présente et au même degré, ne pouvait •presque rien
produire de fâcheux.

Tout cela n'est pas écrit pour prouver que jamais la cause prochaine ne puisse pas avoir ou n'ait
pas des degrés différents d'activité ; que par exemple, en 1832 cette cause n'ait pas été plus active qu'en
1865 principalement ; etc.... que dans telle localité elle
n'ait pas eu un degré d'énergie plus fort que dans telle
autre ; que toute seule elle ne puisse pas quelquefois
être assez forte pour léser un organisme sain, non
soumis en outre à des causes extérieures de maladie :...
Non, certainement : à des époques plus ou moins éloignées, l'intensité de l'X cholérique a pu être différente. En 1832, en 1849, en 1854, en 1865 cette
cause a pu avoir des degrés divers d'énergie, déterminer même seule quelques atteintes de choléra : mais

dans une même épidémie, dans un même moment de cette épidémie, dans la même localité, dans des rues différentes de la même ville, dans des lieux séparés par de petites distances comme Bellevue, de Paris, les vaisseaux en rade et la Seyne, de Toulon etc. admettre une différence dans le degré de puissance de l'X cholérique, c'est ce qui ne me paraît ni possible, ni admissible, ni logique ; donc, de nouveau, les prédispositions individuelles et les causes locales dans une même épidémie, font en général tout le danger.

Donc, aussi, par conséquent, l'hygiène avant, l'hygiène pendant, l'hygiène après, l'hygiène toujours, et l'on verrait disparaître dans le xixe siècle, les épidémies qui affligent encore l'humanité, comme on a vu celles du moyen âge s'évanouir devant le progrès des sciences et de la civilisation. L'hygiène en Orient fera disparaître la peste, l'hygiène en Europe fera justice du choléra et de bien d'autres maladies encore, telle que la fièvre typhoïde par exemple et la suette.

Non, cette hygiène timide, douteuse, palliative, insuffisante comme un demi-moyen, transigeant avec les vices de notre organisation sociale, avec les défauts et les passions individuelles ; craignant de blesser les intérêts particuliers, faisant douter ainsi de sa valeur en mettant en suspicion la bonté et la vérité de ses principes et de ses préceptes : mais cette hygiène absolue, impérieuse, exigeante et puissante comme une vérité, qu'on ne retrouve que dans les livres et dans les chaires ; qui indique sans ménagements les résultats nécessaires des erreurs sociales, des passions exagérées; qui ne dit pas aux goutteux, par exemple, le vin vous est nuisible, mais celui de champagne vous est permis ; qui ne laisse pas ignorer aux gouvernements, que les agglomérations d'individus concentrées dans un espace trop petit, sont éminemment nuisibles à la santé publique ; que leur dissémination *permanente* dans un espace plus grand, est le seul, mais le seul moyen de remédier à leur nocuité ; qui ne cesse de répéter aux propriétaires qui *encaquent* des locataires dans leur maison : vous créez ainsi un foyer puissant et permanent d'infection, qui donne naissance et prise à toutes les maladies graves ; à tout le mode, qu'un air pur, et la modération en tout, sont les principales et seules conditions certaines de santé : que les centres populeux doivent s'agrandir horizontalement comme en Hollande, par exemple, et non perpendiculairement afin de se conformer à cette vérité physiologique absolue, *qu'il faut à l'homme tant de mètres cubes d'air pur à respirer dans le jour pour que la maladie ne l'atteigne pas* ; que l'aération, le desséchement, la propreté d'un lieu surhabité, n'assainissent ce lieu que momentanément, et que le lendemain de l'emploi de ces moyens secondaires, le foyer d'infection qu'il représentait recommence à se former, à augmenter et à nuire comme si l'on n'avait rien fait : qui repousse ainsi toute responsabilité des malheurs publics épidémiques; et qui finirait par s'imposer à tous si ses transactions avec l'intérêt particulier, et ses défaillances avec l'autorité ne tendaient pas à faire penser à la cupidité des uns, et à l'ignorance importante des autres qu'il y a de l'exagération dans les exigences hygiéniques, qu'il est avec cette science des accomodements qui leur permettent d'agir comme ils le font sans avoir rien à se reprocher :

Et cependant,

N'est-il pas vrai de dire aussi bien en 1854 qu'en 1835 (page 40 du mémoire cité, etc.) « Les désastres du choléra sont le résultat d'un vaste empoisonnement dont les gouvernements et les médecins sont responsables ; les premiers pour n'avoir pas demandé à la science, depuis longtemps, les moyens hygiéniques à employer pour empêcher les réunions d'hommes de s'empoisonner ;

« Les seconds pour n'avoir pas hautement et incessamment exigé des premiers, depuis l'augmentation de la population

en tous lieux, surtout (1), les travaux et les dépenses d'assainissement nécessaires afin d'empêcher l'intoxication lente
des agglomérations populeuses ; » et pour souffrir dans ce
moment-ci (1865) sans protester hautement et violemment
même contre la reconstruction de l'Hôtel-Dieu de Paris dans
Paris.

Je le répète en finissant, parce que depuis ma position
exceptionnelle à bord d'un vaisseau pendant l'épidémie
de 1835 à Toulon, tout ce que j'observe, tout ce que je
lis, me porte de plus en plus à le penser : *la cause générale*
du choléra est comme l'étincelle qui ne produit rien de
sensible si elle tombe sur une surface incombustible ; qui
provoque quelques explosions partielles, si cette surface
contient quelques grains de matière inflammable ; et qui
détermine un incendie rapide, général et terrible si cette
matière est abondante, et en excès.

Veut-on des exemples du rapport de l'intensité du foyer
d'infection avec l'intensité du mal, et de l'intensité de la
population avec celle du foyer, lisez ce qui suit :

Voici ce qui est arrivé à la *Seyne* :

En 1835, rien, malgré une épidémie épouvantable à
Toulon, que quelques cas isolés chez des personnes fréquentant journellement Toulon ; mais, la population n'y
était que de 5 à 6000 au plus, dont 5, 6 ou 700 ouvriers
piémontais et français.

En 1849, population, 8 à 9000 âmes dont 12 à 1500

(1) La population de la France avant et quelque temps après 89, s'é-
levait au nombre moyen de 20 à 22 millions, elle est aujourd'hui de 38
à 40 millions. En 1814 celle de Marseille était de 70 à 80 mille âmes, elle
est presque aujourd'hui de 300 mille. Toulon en comptait 25 à 30 mille,
on y en trouve maintenant de 80 à 100 mille. La Seyne même présentait
une agglomération de 3 à 4 mille individus, elle atteint à présent le nombre de 13 au moins !... Et l'on ne tiendrait pas compte de l'influence de
cette progression si rapidement et si étonnamment croissante sur le *pabulum vitæ*? Mais ce ne serait agir ni scientifiquement ni logiquement.

ouvriers : 15 cas , dont quelques-uns mortels chez des habitants du pays même ;

En 1854, population 10 à 11000 , dont 2000 à 2500 ouvriers , et beaucoup de piémontais : 175 cas et des morts selon les proportions indiquées ;

En 1865, population 13 à 14000, dont 3000 à 3500 ouvriers: épidémie plus forte qu'à TOULON et qu'à MARSEILLE même !

On sait combien LONDRES a été décimée pendant les invasions précédentes du fléau , alors que la Tamise était le rendez-vous de tous les égoûts , et un foyer d'infection à nul autre pareil; eh bien ! en 1865 , et après des travaux gigantesques faits pour assainir la rivière et la ville , l'eau de la Tamise coule claire et pure, et le choléra n'a presque pas encore visité cette ville de 3 millions d'habitants (1)

Ne parlons pas autant des Anglais sous les rapports politique et constitutif qui ne sont pas , selon nous , les côtés admirables de leur organisation sociale , et imitons-les pour l'hygiène , au lieu de ne pas cesser de s'opposer systématiquement aux améliorations que l'empire veut faire à PARIS et ailleurs ; améliorations auxquelles PARIS a dû pourtant, ainsi que MARSEILLE, la bénignité relative du fléau en cette année néfaste de 1865.

Que MARSEILLE exécute le projet d'assainissement de ses bassins et de ses maisons , admis par le conseil des ponts-et-chaussées en 1843 , et présenté par M. Armand de la Drôme , ou tout autre s'il lui plait mieux , et , comme LONDRES, elle ne sera plus sous le coup de nouvelles éclosions du choléra.

Quinze choléras uniques dans quinze maisons, quinze rues, quinze quartiers différents de la même ville; chez des individus de tout âge, de tout sexe, de toutes conditions, avec des altérations concomitantes d'organes qui nécessitèrent chez quelques-uns une diversité relative de traitement

(1) Voir l'*Union* 138, 21 novembre 1835.

pour en obtenir la guérison ; quinze faits, qui prouvèrent irrésistiblement le peu de puissance morbifique des émanations et des déjections d'un seul cholérique, voilà donc tout ce que le choléra de 1849 à la SEYNE présenta aux contagionistes pour affirmer de nouveau leur opinion. Or, j'avoue que si la nôtre n'avait pas de preuves plus convaincantes à son service, je croirais manquer singulièrement aux exigences du bon sens, de la rectitude du jugement, et de la logique si je n'y renonçais pas pour toujours.

Voilà ce qui se passa en 1849, devant moi, voici ce qui s'était passé en 1825, nous terminerons par ce qui se passe maintenant en 1865 ; je ne rapporterai pas ce que je sais s'être présenté de favorable à nos déductions théoriques dans toutes les parties du monde où le choléra a sévi, parce que ce serait trop long : et parce que je pense que nos contradicteurs, qui professent qu'un seul fait favorable à leur opinion suffit pour faire perdre *toute valeur* aux faits qui leur sont contraires, voudront bien nous permettre de croire que les faits nombreux que je commente et qui ne sont qu'une bien minime fraction de milliers de faits semblables à eux, qui ont été observés partout depuis la manifestation du choléra ailleurs que sur les bords du Gange, voudront bien reconnaître qu'on a autant de droits à persévérer dans sa manière de voir lorsqu'on a pour appui ces milliers de faits, que ceux qui pour persister dans la leur, n'ont à leur service que quelques observations plus ou moins contestables, et pouvant toujours être comprises et expliquées autrement que par la contagion, l'infection et la transmission ; suppositions, qui ont contre elles ces millions répétés de faits, lesquels s'opposent, sans accommodements possibles contraires, à toute concession à la contagion ou à l'infection ou à leur résultat, la transmission.

Après cela le monde médical jugera. Nous aurons toujours l'avantage d'être du côté des gros bataillons.

En 1835 donc, et après notre sortie de quarantaine, je courus aux hôpitaux de la marine; j'y observai, soignai, chauffai, frottai un grand nombre de cholériques; je respirai longtemps l'air des salles qu'ils habitaient, celui-là même qu'ils exhalaient ou qui émanait de leurs déjections; j'en autopsiai bon nombre minutieusement et longuement, pour chercher dans chaque organe, dans chaque tissu même, les désordres organiques produits; je fouillai à pleines mains dans les liquides de l'abdomen, je respirai à pleins poumons les odeurs qu'ils laissaient évaporer, et ces odeurs étaient assez pénétrantes et désagréables pour obliger de farcir nos nez de tabac. Je relis ces observations et ces autopsies, et je me demande comment il a pu se faire, si le choléra est infectieux ou contagieux, que des contacts aussi prolongés, que des inspirations aussi répétées n'aient pas dérangé un seul instant *notre* santé, car je n'étais pas seul! Je me le demande, et je le demande aux autres; je leur demande surtout, s'il était possible, après toutes ces épreuves, que j'eusse l'esprit assez mal fait pour que les idées de contagion ou d'infection pussent un seul moment naître en lui?... Pas plus que ces mêmes idées et celle de la transmission n'eussent pu un seul instant troubler mon imagination au point de les admettre, si, étant à Paris pendant ses trois épidémies, j'eusse vu « *le mal frapper simultanément des personnes n'ayant aucune relation entre elles* »; si, à quelques jours de distance; je l'eusse vu « *se répandre dans tous les quartiers en comprenant dans ses attaques la population civile, celle des hôpitaux et l'effectif de la garnison; après avoir constaté, là comme ailleurs une diarrhée prémonitoire précéder le choléra et attaquer simultanément çà et là la majorité de la population* » (FOISSAC).

Pas plus qu'après avoir appris de M. BLONDEL « *que sur 3,646 cholériques admis en 1849 dans les hôpitaux de Paris, 2516 provenaient des maisons qui n'envoyèrent*

*qu'un seul malade pendant toute l'épidémie, et 1124 qui
en fournirent plusieurs »* ce qui prouve que « *plus des
deux tiers des cholériques admis dans les hôpitaux n'ont
ni communiqué ni reçu dans leurs habitations le principe
contagieux »* (FOISSAC) : que si, me trouvant à VIENNE,
à MUNICH, à BERLIN, à LONDRES etc., lors des épidémies
qui désolèrent ces grands centres de population et d'infection, je me fusse aperçu que « le choléra au lieu de
frapper d'abord les voyageurs arrivant des pays infectés et
les personnes qui se seraient trouvées en rapport avec eux,
sévissait çà et là loin de ces voyageurs et de ces personnes (FOISSAC): que si en 1865, j'eusse vu « un grand nombre
de voyageurs effrayés arrivant de MADRID, de MARSEILLE,
de TOULON ou d'autres lieux infectés profondément, ne pas
communiquer de suite le choléra aux riches quartiers qu'ils
habitaient, et la maladie commencer à Montmartre et aux
Batignolles exclusivement pendant les premières semaines »
(FOISSAC) : que si en continuant à méditer les considérations
du même auteur sur le mode de propagation du fléau, j'apprenais « qu'en 1842 et en 1849 plusieurs villes de France
furent atteintes du choléra, que jamais les communications ne cessèrent entre ces villes et PARIS, qu'aucune
mesure ne fut prise pour le préserver d'une invasion nouvelle, et que cependant la maladie ne s'y est pas montrée
ni produite après qu'elle avait cessé de régner dans ces
villes» : que si, en connaissant l'excellent travail du docteur
CHAPELLE sur le choléra de la Charente en 1855, je ve-
nais à être frappé comme tout esprit droit et conséquent
doit l'être, de la réflexion bien simple mais bien irréfutable suivante » : *que si la contagion était la cause ordinaire essentielle de la propagation du choléra, jamais
cette maladie ne s'éteindrait dans les lieux où elle a fait son
apparition ; les hommes conservant entr'eux des relations
obligées, loin de diminuer elle ne ferait que s'étendre »* :
que si, enfin pour en finir, j'apprenais le développement

brusque de la maladie en OCÉANIE, en AMÉRIQUE, à 4000 mètres au-dessus du niveau de la mer comme sur des plages ;
dans des palais comme dans des chaumières; en SIBÉRIE, à
CAYENNE et enfin dans des parties du monde séparées par
de grandes distances sans pouvoir en trouver la filiation
exacte ou probable même ! (FOISSAC). En vérité ! en vérité !
ne faut-il pas être préoccupé d'une manière étrange, ou
renoncer à toutes les exigences de la logique et des lois les
plus simples du raisonnement pour ne pas voir dans tous
ces faits : *une cause générale du choléra dans l'atmosphère ;*
des causes secondaires dans les infections locales ou les
prédispositions individuelles ; et la raison des cas où le
contact a pu être observé, dans des coïncidences inévi-
tables en temps épidémiques, entre des conditions générales
du mal et des conditions morbides locales ou individuelles !
et en conclure, comme nous, que le choléra se déclare
partout sans contagion, sans infection spécifique, sans
transmission par conséquent, çà et là et dans tous les
lieux où existent les raisons locales anti-hygiéniques voulues, et lorsque les temps sont venus.

Pendant cette terrible épidémie, de laquelle j'ai pu dire (1)
qu'il y avait eu, au commencement, presqu'autant de malades que d'habitants, et presque autant de morts que de
malades; et qui ne cessa que par l'émigration des 5/6 de la
population, neuf médecins ou pharmaciens appartenant aux
hôpitaux de la marine et du service militaire furent atteints
et en moururent ; mais, les mêmes causes infectieuses locales qui avaient préparé et aggravé l'épidémie, avaient
aussi bien agi sur eux que sur les autres habitants du lieu;
et si quelque chose doit étonner c'est la faible proportion
fournie par le corps médical, puisque ce corps avait été
exposé non seulement à l'influence de ces causes communes à tous, mais encore à celle des causes morbigènes con-

(1) Voir le *Choléra de Toulon de 1855.* J.-B. Baillière. Paris.

tenues dans les hôpitaux, « Ces cœurs infectieux de ces immenses foyers d'infection appelés grandes villes, comme les qualifie M. le docteur Ch. Isnard, dans son observation sur une plaie permanente du genou. Union 154. — 1865.

Ainsi donc l'atteinte et la mort de ces médecins ne prouvent pas mieux la contagion et l'infection cholériques, que les atteintes et les morts observées en ville; tandisque ma préservation et celle de mes camarades est évidemment contraire à ces propriétés prétendues du choléra; et cette préservation à tous les caractères demandés par les contagionistes pour faire perdre aux faits négatifs, quel qu'en soit le nombre, *toute leur valeur*, car, ce fait est *affirmatif, complet, incontestable* autant que possible, puisque me voici sans avoir été jamais le moindrement cholérisé : un seul fait contagioniste serait tout puissant, et un fait anti-contagioniste serait insuffisant? Cela ne saurait être admis. Un seul fait ne prouve pas plus d'un côté que d'un autre; mais des millions de faits contre la contagion, semblables au mien, c'est-à-dire, clairs, certains, incontestables, doivent avoir plus de force et de valeur que quelques faits obscurs, contestables, et nullement prouvés d'une manière irréfutable comme ne le sont pas tous ceux en général de nos adversaires, ainsi que nous ne cessons pas de le faire toucher au doigt dans tout ce travail. Non seulement ces atteintes et ces morts ne sauraient rien prouver de semblable, mais leur quantité relativement moindre que celle fournie par la masse des habitants, plaide encore péremptoirement contre ces propriétés, puisque l'atteinte et la mort de tout un corps médical soumis à la double influence des causes qui déciment la population, et de celle des causes que lui seul affronte, devraient être la suite inévitable de ces deux influences, si la dernière existait réellement.

Pendant l'épidémie de 1835, et pendant celle de 1865, une chose remarquable est à noter, à TOULON : rien ne devant être négligé dans une observation médicale: la moin-

dre circonstance, qui semble insignifiante au premier abord,
pouvant plus tard donner la clef de tout un problème.

En 1835, sur neuf membres du corps médical des hôpitaux de TOULON qui furent victimes du fléau, nous trouvons
quatre pharmaciens :

En 1865, sur cinq, deux pharmaciens, c'est-à-dire, six
pharmaciens sur quatorze ! c'est-à-dire encore, six personnes de ce corps médical qui avaient eu moins de rapports avec les cholériques que les autres membres de ce
corps. En vérité l'infection et la contagion cholériques agissent, à ce qu'il paraîtrait, à l'inverse de celles qui accompagnent toute autre maladie infectieuse.

Du reste, des renseignements certains sur quelques uns
de ces pharmaciens, que nous ferons connaître plus loin,
rendent raison du malheureux choix que le fléau fit d'eux,
et prouvent la grande valeur prédisposante des altérations
morbides individuelles. Notre opinion n'est donc pas en
défaut relativement à ces faits inattendus, capricieux, dé-
concertants selon certains, et que les contagionistes expli-
queront je ne sais vraiment pas comment.

Je pourrais grouper autour du fait me concernant des
milliers de faits semblables, (je le ferai dans la synthèse générale), mais comme ils doivent être connus de tous ceux
qui ont suivi les péripéties des épidémies subies par toutes
les contrées du globe, je me contenterai d'en appeler à
leur souvenir, pour donner au mien la valeur du nombre.

Voyons donc ce qui s'est passé en 1865.

Le choléra se déclare à MARSEILLE, une panique le suit;
et elle acquiert le degré voulu pour que les exigences d'une
bonne observation médicale et celle de la logique soient
mises de coté. « *Le choléra est à la Mecque!. il est à Alexandrie !.. des batiments venant d'Alexandrie avec des Pélerins de
la Mecque ont abordé à Marseille, donc le choléra de la Mecque a été importé à Marseille !* » (*Bene ! bene ! respondere !*)

Nous avons déjà vu tout ce qui manquait à ce syllogisme

pour pouvoir être accepté ; nous n'avons pas fini d'en faire apercevoir le défaut de base et de rectitude.

Quoiqu'il en soit le choléra y commence en juin, et il y dure encore (1). Eh bien ! en plus de six mois de temps, il meurt un médecin et un étudiant, dans une ville de 300,000 âmes !

Le fléau se manifeste à Toulon vers la fin d'août, il y dure encore, (1) et sur un personnel médical nombreux, puisqu'il y a une école de médecine et cinq hôpitaux, dont trois pour la marine, un pour les troupes et un civil ; personnel augmenté de seize étudiants de MONTPELLIER accourus au champ d'honneur médical que certains Conseils municipaux, celui de Marseille surtout (après le danger toutefois et dans le calme de l'égoïsme) n'ont pas reconnu être tel, il meurt, dans cette ville modèle d'infection et d'encombrement, cinq médecins d'hôpitaux, deux médecins civils et un docteur venu de PARIS, à savoir :

1º Un pharmacien de la marine ayant depuis plusieurs années une dyssenterie chronique et une santé fortement affaiblie. :

2º Un médecin de PARIS, M. TOURRETTE, qui était venu à Toulon pour mettre en pratique son traitement par l'eau glacée, et qui, pris par le choléra, fut la victime de sa fausse manière de voir le troisième jour de son arrivée. Homme énergique et convaincu il est mort stoïquement et en avouant son erreur, *et pour l'humanité* , comme l'a dit sur sa tombe le directeur de l'école navale, M. J. ROUX. Que sa mémoire soit honorée par ses confrères si elle ne l'est pas par les étrangers au corps médical autant qu'elle devrait l'être ! ! !

3º M. NIKER, aide-major à l'hôpital militaire, avait longtemps habité l'Afrique, et sa santé était sensiblement détériorée.

(1) Décembre 1865.

(2) Décembre 1865.

4° M. SENAUX, pharmacien à l'hôpital militaire et médecin praticien dans les faubourgs : nul autre renseignement.

5° Un aide-major du 22° régiment sans renseignemts précis.

6° Le docteur A.. atteint de psoriasis depuis plusieurs années, pour lequel il avait subi divers traitements tant à Montpellier qu'à Paris et à Toulon, sans avoir pu s'en débarrasser. Il fut victime de son zèle et de son dévouement quoiqu'en dise le Conseil municipal de Marseille, car il aurait pu rester chez lui sans que ce Conseil eut pu l'obliger d'en sortir

La mort de ce médecin rapprochée de la non atteinte des seize étudiants et médecins de Montpellier, ses condisciples de faculté, nous fait penser de nouveau à la différence des constitutions organiques plongées dans l'air vicié des foyers d'infection, et de celles qu'un air pur n'a point altérées. Les seize étudiants de MONTPELLIER non prédisposés de longue date au mal par l'air impur de TOULON, ont résisté, et AQUARONE, né à TOULON, et y exerçant n'a pas résisté à l'action de la cause générale.

Dans le *Supplément*, qui a précédé cet *Appendice*, des renseignement inexacts nous avaient fait dire qu'un de ces étudiants, GIRARD, était mort. Nous sommes heureux de pouvoir corriger cette inexactitude ; il n'est pas mort et n'a pas même été malade sérieusement. Le Gouvernement plus juste que le Conseil municipal de Marseille vient de le recommander à la reconnaissance des populations, en le recompensant de son *dévouement*.

7° Un second pharmacien civil sans renseignements précis.

8° Enfin M. HOMEY, élève interne de l'hôpital civil, 27 ans, bien constitué, mais d'un dévouement et d'une abnégation excessifs.

Évidemment, cinq morts parmi le personnel médical de

11

cinq hôpitaux militaires ; deux morts parmi les médecins civils augmentés de seize médecins étrangers, d'une population évaluée de 80 à 100 mille âmes , ne sont pas une proportion pouvant prouver d'une manière évidente et non contestable la contagion et l'infection ; si j'en étais partisan, il me semble que je demanderais mieux que cela pour le besoin de ma cause.

Continuons :

L'épidémie envahit presqu'en même temps la SEYNE, petite ville de 12 à 14 mille âmes, située à l'autre extrémité du golfe de TOULON, c'est-à-dire à 4 ou 5 milles de cette dernière ville. Là, le choléra y sévit plus rudement qu'à TOULON même ; les ravages y furent beaucoup plus terrifiants et plus nombreux d'une manière relative. Eh bien ! là, aucun des membres du corps médical, qui ne s'y épargna pas plus qu'ailleurs, ne fut atteint et ne mourut ! Il en a été de même à NICE, à CANNES et au CANNET où le choléra a existé, et où aucun médecin n'en a été victime. J'avoue que si j'étais contagioniste des faits semblables me déconcerteraient : que, si, désabusé par eux de la contagion et de l'infection je recourais, comme on l'a fait en 1865, à la transmission, (ce nouvel échappatoire du moment pour pouvoir tourner autour de la vérité,) et que, si, pressé par la nature logique de mon esprit, de rechercher la cause de la propagation du mal afin de pouvoir m'en rendre raison, je m'appercevais qu'il ne me resterait plus, à défaut de contagion ou d'infection, qu'à recourir à un *quid divinum ou diabolicum*, ce qui est la raison de ceux qui n'en ont pas d'autre à offrir, je préférerais avouer franchement que la doctrine de la transmission est aussi insuffisante que celle de la contagion et de l'infection, et qu'il faut chercher ailleurs et dans une toute autre série d'idées doctrinales la solution du problême cholérique.

Nous venons de dire que NICE, CANNES et le CANNET, trois localités de saison hivernale, que les personnes du

nord ont adoptées, avec raison, et dont l'avenir dépend
d'une réputation sanitaire irréprochable ; ont présenté des
cas assez nombreux de choléra en septembre, octobre et
novembre. On n'en a rien dit, et l'on a eu tort, parce que
en pareille occurrence le silence fait l'effet d'une illusion d'optique, qui transforme des objets inoffensifs en
monstres terrifiants : et nous croyons rendre service à ces
lieux vraiment privilégiés par la nature, en faisant connaître ce qui s'est passé en eux ; pourquoi cela a eu
lieu ; le peu de dangers qu'on y a couru ; et le moyen
simple surtout à employer pour que le choléra comme
toute autre maladie épidémique, n'y soient dorénavant
connus que de nom.

NICE et CANNES ont eu des cholériques, parce qu'elles
ont, comme tous les anciens centres de populations, une
vieille ville, absurde sous le rapport architectoral et hygiénique comme toutes les vieilles villes. C'est là où les conditions locales de la maladie se trouvent en quantité : rues
étroites, tortueuses, mal dirigées par rapport à la direction ordinaire des vents ; maisons hautes, pas bien divi-
sées, mal et surhabitées surtout ; air vicié, confiné par
conséquent. C'est là où la maladie devait naître (1), sous
l'influence de la cause générale existant dans le monde, à
NICE par suite et à CANNES comme partout ailleurs ; et c'est
là aussi et dans les campagnes entourées de fumier et formant autant de bouges, qu'elle a dû sévir à un degré moindre qu'elle n'aurait pu le faire si les conditions naturelles
de santé dont elles sont douées, n'avaient pas été aussi
puissantes et aussi nombreuses qu'elles le sont.

On a prétendu pour sauvegarder l'immunité que l'on voudrait faire croire attachée au climat de ces contrées, im-

---

(1) C'est aussi à l'hôpital, à la prison, et dans des maisons où s'étaient
groupés des réfugiés de Toulon, de la Seyne et de Marseille que les choléras de Nice se sont montrés.

munité qui n'existe pour aucun pays, et qu'on ne peut se
procurer que par l'application absolue des lois de l'hygiène
publique et particulière, que le choléra y avait été apporté
par les ouvriers piémontais fuyant de la SEYNE, TOULON ou
MARSEILLE, et l'on a eu tort. Des émigrés de ces trois villes
sont venus à Grasse et ils n'y ont rien apporté de fâcheux,
nous dirons plus loin pourquoi. Ces fuyards n'ont pas plus
infecté NICE ou CANNES que le matelot grec NACTIS n'avait
infecté MARSEILLLE en juin. Le choléra est né à NICE sous
l'influence de raisons locales et particulières et de la cause
générale, comme il est né à MARSEILLE, comme il s'est développé naguère à la GUADELOUPE et ailleurs, à son temps,
lorsque la cause générale y a trouvé des organismes assez
préparés par les raisons locales précitées, pour pouvoir
faire arriver, au moyen de l'augmentation d'altération organique qu'elle est en puissance de déterminer, l'agrégat matériel vivant modifié morbidement et longuement par
ces causes locales, au point d'altération voulu pour que les
fonctions vitales ne puissent plus ou que peu s'effectuer.
Que NICE et CANNES fassent disparaître les foyer d'infection
et d'encombrement qui y existent, en ville comme à la
campagne; qu'on y soit bien convaincu que jamais le choléra n'aborde un pays où l'hygiène publique et privée ne
laisse rien à désirer; qu'on y agisse relativement aux vieux
quartiers à la manière de l'admirable exécuteur de la volonté impériale, M. HAUSSMANN, pour PARIS, et NICE et
CANNES pourront à l'avenir dire sans fausser la vérité, nous
avons été et nous sommes à tout jamais exemptes du choléra, ainsi que de toute maladie épidémique ou endémique:
et les étrangers ne leur feront jamais défaut; et leur riche
avenir sera définitivement assuré.

Quant au CANNET il est difficile de rencontrer un site pour
lequel la nature ait été plus prodigue de faveurs, et pour
l'utilisation desquelles les hommes aient moins fait; et
pourtant : une demi circonférence de palais, d'hôtels, de

villas, de chalets, bâtie à mi-côté des collines boisées qui abritent la ville des vents d'Est, du Nord et de l'Ouest ; ayant au-devant d'elle une terrasse, et envisageant le Sud, ainsi que le prolongement de cette vallée dont le pavé est en orangers, dont le terrain des cotés est caché par des oliviers, des palmiers, des citronniers et des arbres fruitiers; et qui après un parcours de trois ou quatre kilomètres à vol d'oiseau aboutit aux édifices de CANNES et à l'infini de la mer ! et pourtant, disons-nous : une appropriation semblable des lieux et des choses qui en ferait un faubourg de CANNES et qui décuplerait la valeur et le charme des deux localités en les complétant, réaliserait un rêve de Paradis terrestre.

Eh bien! malgré tous ces avantages matériels, le CANNET a présenté quinze à vingt cas de choléras isolés, (1) la plupart foudroyants! afin de prouver l'existence partout de la cause générale, ainsi que la toute puissance, dans les lieux mêmes les plus favorisés par Dieu, des causes locales viciantes du *pabulum vitæ*, et des erreurs hygièniques individuelles. J'y suis allé pour m'en assurer, et là comme ailleurs j'y ai trouvé la sanction de mes idées doctrinales sur les épidémies.

Pour ce qui est de GRASSE, où j'écris, nous allons en parler plus en détail bientôt. Ici je me bornerai à faire remarquer que pendant les nombreuses épidémies cho1ériques qui se sont succédées en France depuis 1832, GRASSE a toujours été indemne d'épidémie, bien que, comme la vieille cité lyonnaise, elle parut avoir été bâtie tout exprès pour n'échapper à aucune ; qu'elle n'a présenté pendant quelques unes de ces funestes périodes, que deux ou trois cas de choléras sporadiques isolés, spontanément dévèloppés dans ses murs, mais seulement pour prouver l'existence de cette cause générale et le secours efficace qu'elle tire

(1) Dans une seule maison, deux cholériques, le mari et la femme.

des causes locales ou indivividuelles, lorsqu'elle en rencontre dans quelque lieu que ce soit ; dans les palais comme
dans les chaumières ; dans les villas les plus saines comme
dans les bouges les plus infects : ainsi qu'il est arrivé à
NICE, où une noble famille russe arrivée en automne 1865
a eu la douleur de perdre plusieurs de ses membres quoique dans les meilleures conditions hygièniques possibles. Malheur que le chef de cette famille a attribué à
tort à l'état sanitaire malfaisant du climat, et qui n'a pu
être que le résultat de prédispositions morbides individuelles, qui, ailleurs comme à NICE eussent pu le rendre
inévitable en permettant à la cause générale , qui n'existe
pas plus à NICE qu'ailleurs, mais qui y existe aussi bien
qu'ailleurs , d'arrêter, avec leur aide, le mouvement vital
plus ou moins fortement compromis par elles dans les
organismes qui les contiennent.

Nous venons de comparer GRASSE à l'antique cité lyonnaise
qui a été heureusement *haussmanisée* pour le bien de l'humanité , et voici pourquoi : avant les améliorations et les
embelissements qu'on y a pratiqués, la vieille ville réunissait
comme à GRASSE toutes les conditions voulues de mauvaise
construction pourqu'on la crut vouée plutôt qu'une autre à
l'épidémie, et pourtant il n'en fut rien. J'ai dit ailleurs (1)
pourquoi? Je le répéte, car les vérités ne peuvent aboutir ici-
bas qu'en en saturant les esprits ; elle ne dut sa préservation
constante qu'aux deux larges fleuves qui la baignent, et qui
non seulement emportent sans cesse toutes les ordures au
loin, mais qui encore concourent avec les vents du nord
ou du midi, qui règnent presque toujours dans la vallée, à
renouveler d'une manière continue, par le déplacement
incessant de la portion d'air qui pèse sur la surface
mobile de leurs eaux, la partie d'atmosphère qui enveloppe
la ville d'une manière à pouvoir dire , que les Lyonnais res-

(1) *Choléra de* TOULON en 1835 J. B. BAILLIÈRE PARIS 1848.

pirant toujours dans un milieu nouveau, n'inspirent jamais
qu'un *pabulum vitæ* sain et jamais vicié : privilége peut-être
unique dans le monde. GRASSE n'a ni le Rhône ni la
Saône à son service , mais une abondante source domine
l'amphithéâtre qu'elle présente à mi-côte d'une colline ,
et à 334 mètres au-dessus du niveau de la mer de CANNES ,
qu'elle voie se développer devant elle , et qui lui envoie
régulièrement ses brises pures et bienfaisantes. Cette source
qui fait aller tontes ses usines , et tous les moulins dont
elle a besoin pour son commerce et son agriculture se
perd dans mille canaux souterrains qui , en servant d'é-
goûts, purifient son air intérieur à la manière des deux
grands cours d'eau lyonnais, et fertilisent son terroir. Joi-
gnez à cela un système de vidanges le plus économique et
le plus utile qu'on puisse imaginer, des barils placés dans
les combles , qu'on transporte aux campagnes ou que
l'on vend aux agriculteurs , et la comparaison faite sera
sanctionnée par la similitude des résultats avantageux obtenus dans les deux localités relativement à l'épidémie ,
qui n'y a jamais plus sévi qu'à LYON ; et qui n'y sévira jamais plus que dans cette grande ville ; les mêmes causes devant partout produire les mêmes effets. Résultats immenses
qui indiquent évidemment qu'il suffit de purifier *inces-*
samment l'air d'un centre de population pour rendre ce
centre inabordable au choléra.

Nous avons dit à la page 9 du *Supplément ,* en faisant le
compte des victimes du choléra afin de prouver que cette
maladie mal comprise, fait plus de peur que de mal et ne
saurait être comparée aux pestes noires des temps anciens;
de celle de FLORENCE en particulier, par exemple , qui en-
levait, selon les auteurs de l'époque 3 sur 5 et même 5 sur 7
habitants, proportions qui, si elles appartenaient au choléra, auraient fait 214,000 victimes, ou au moins 180,000
à MARSEILLE au lieu de 2,254 comme en 1849; de 3,069
comme en 1853-54; et de 1737 comme en 1865).

Nous avons dit dans ce *Supplément* que GRASSE n'avait eu
en 1849 que quelques cas de choléra, dont on n'avait pas
tenu compte, et *aucun* en 1865.

Nous avons ajouté à la page 14, que malgré les refugiés
marseillais, toulonnais et seynéens qu'elle contenait, elle
était indemne du fléau, et qu'elle resterait indemne parce
que des édiles intelligents l'assainissaient plus qu'elle ne
l'était.

Eh bien ! DIEU, et la cause générale qui est son moyen
en l'occurrence présente, n'ont pas voulu que ma prédiction
s'accomplit absolument: et nous en sommes bien aises,
parce que si la préservation eût été complète les ST-THOMAS
du parti opposé auraient pu dire, avec quelque apparence
de raison : « voilà encore une localité qui tend à prouver
que la cause générale est une hypothèse comme tant d'autres ».

Je vais donc rapporter trois faits qui prouvent si bien et
si incontestablement nos déductions théoriques, que je
n'aurais pas pu les obtenir meilleurs s'il m'avait été permis de les commander pour le besoin de notre cause :

1º Un ouvrier de GRASSE part de TOULON avec le choléra, vomissant et venant du corps à tout-moment. Il arrive
à GRASSE dans sa famille. Vingt-quatre heures après il va
à l'hôpital, et il guérit, même à l'hôpital.

Ceci pourrait faire supposer que l'influence épidémique
n'existe pas à GRASSE, eh bien ! lisons ce qui suit : longtemps après un nommé AUDIBERT, journalier misérable,
est transporté à l'hôpital avec des symptômes non équivo-
ques de choléra ; huit jours après sa femme y arrive avec
les mêmes symptômes. Ils guérissent tous les deux. Des
renseignements sur les habitudes de ces pauvres gens, apprennent que, dénués des choses les plus nécessaires au
bien être, ils ont en outre la passion du vin. Ne doutant
pas que je trouverai dans leur logement les raisons secondaires et auxiliaires de la maladie qu'ils avaient présentée.

je me le fis indiquer, or, ces deux *gibiers* du fléau (pardon
du mot.) par leurs déplorables habitudes hygiéniques, vivent dans une de ces rues incroyables des anciennes villes,
dont il est difficile de se faire une idée quand on ne les a
pas vues ; leur habitation est un bouge indescriptible qui
me valut l'observation suivante de la femme qui m'accom-
pagnait :

« Oh ! Monsieur ! n'entrez donc pas là dedans ! »

Maintenant je demande la permission de continuer mon
argumentation par de simples points d'interrogation.

Est-ce que le fait de l'ouvrier ne prouve pas que l'air de
Grasse est meilleur que celui de Toulon ?

Que celui de son hôpital même vaut mieux que celui de
la grande ville où il avait pris son mal ?

Est-ce que si cet homme était allé dans une ville prédis-
posée au choléra par des foyers d'infection nombreux et
permanents, comme à Toulon, par exemple, cet homme
aurait guéri comme à Grasse ?... Et s'il était mort, ou
qu'il y eût parcouru toutes les périodes du choléra sans
mourir, et que quelques cas de sa maladie s'y fussent manifestés après son arrivée, n'aurait-on pas dit que cet
homme y avait importé le choléra ?... Est-ce que cette importation eut été possible, puisqu'il ne l'a pas importé à
Grasse ?... Est-ce que la différence des milieux infectés
ou non par des causes locales, ne rend pas raison des faits
présumés d'importation qui ont lieu ici et non là ?

Est-ce que la contagion n'est pas improuvée par cet
homme, qui ne contagionne ni sa maison, ni les siens, ni
l'hôpital, ni son confesseur, ni ses médecins ?

Est-ce que la faiblesse relative de la cause générale, que
les autres faits cités prouvent exister formellement à Grasse
comme partout ailleurs en ces temps-ci, — car on en a observé des cas, dans les vieux quartiers surtout, à Nice et
à Cannes aussi, — n'est pas remarquablement démontrée
par celui-ci ?

12

Est-ce que le besoin que cette cause a des auxiliaires appelés foyers d'infection, air vicié plus ou moins profondément, n'est pas évident en voyant cet homme guérir de son choléra, par cela seul qu'il quitte une ville où agissait la cause générale aidée d'un air vicié profondément, pour venir dans une autre ville à air pur et vivifiant (1), et où n'agit que la cause générale, qui je le répète, y existe tout comme à Toulon, mais où elle est privée de son plus puissant auxiliaire, *la viciation permanente du milieu aérien ?*

Venons aux deux autres faits qui permettent des déductions encore plus saisissantes en notre faveur.

Est-ce que le choléra présenté par ce malheureux couple n'est pas la preuve d'une *introduction* sans *introducteur*, (comme l'écrit le Docteur Lherminier à propos du choléra de la Guadeloupe (2),) d'une transmission sans *transmetteur*, d'une contagion sans *contact*, d'une infection cholérique sans émanations cholériques, et de l'éclosion spontanée de la forme morbide dite cholérique, à Grasse ?

Est-ce que cette spontanéité du mal à Grasse n'indique pas l'existence dans l'air de cette ville, de la cause générale qui existe là comme partout ailleurs, depuis la première apparition du choléra dans nos contrées et son développement dans le monde entier ?

Est-ce que ces deux malheureux auraient été stigmatisés par le cachet cholérique, malgré leur bouge et leur abrutissante passion, si un changement particulier ne s'était pas opéré dans le milieu aérien de la ville, et du monde ? pas plus que le matelot grec Nactis, dont il a été question, ne l'eût été à Marseille, s'il n'avait été soumis, après ses liba-

---

(1) Nous sommes au 10 décembre et à cause de la beauté de l'automne, les champs sont encore embaumés par des jasmins en fleur dont les parfumeurs ne veulent plus.

(2) Séance de l'Académie du 28 novembre 1865.

tions exagérées, comme avant la période cholérique de l'époque actuelle qu'à l'influence seule des foyers d'infection propres à cette ville. Est-ce que si ce changement particulier de l'atmosphère a puissance cholérique n'existait pas, ces pauvres gens auraient présenté d'autres symptômes que ceux du *délirium tremens*, ou des fièvres typhodes, ou de l'anémie etc. ?

Est-ce que si la forme cholérique qu'a prise leur maladie avait eu la puissance de faire émettre des effluves contagieux ou infectieux ou transmissibles, quelques effets contagieux, ou infectieux, ou de transmission ne se seraient pas manifestés sur quelques individus du dehors ou de l'intérieur de l'hôpital ?

Est-ce que la preuve du bon effet d'un air relativement plus pur que celui au milieu duquel la maladie s'est déclarée, n'est pas suffisamment constatée par la guérison de ces deux malades, après avoir été transportés d'un lieu impur dans un lieu moins impur, l'hôpital ?

Est-ce que la faiblesse du pouvoir mortifère de la cause générale du choléra, quand elle agit seule, n'est pas démontrée par la guérison de ces deux cholériques vivant dans une ville dont l'air n'est pas vicié par des foyers d'infection permanents ; n'ayant été rendus malades que par un foyer particulier et leurs mauvaises habitudes ; et guérissant malgré la continuation sur eux de l'influence de la cause générale après qu'ils sont éloignés de ce foyer particulier d'infection, et empêchés de suivre leurs fâcheuses habitudes ?

Ai-je eu tort de dire qu'il n'est pas possible de désirer des faits plus satisfaisants pour les partisans de la non-contagion, et plus embarrassants pour l'opinion contraire ? L'étude attentive et sans parti pris de faire plier les faits selon certaines idées préconçues ou nées de quelques faits légèrement observés, nous montre un nombre calculable de cas favorables en apparence à l'idée contagioniste.

pour une quantité incalculable d'autres cas diamétrale-
ment opposés à cette opinion et prouvant le contraire.

La réflexion sur les différentes manières de se rendre
compte de tous ces cas, nous fait apercevoir que l'opinion
contagioniste est dans une impossibilité absolue de comprendre, et d'expliquer ces derniers d'une manière satisfaisante, et autrement que par des hypothèses gratuites ;
ou par l'obligation d'avouer que les cas exceptionels sont
infiniment plus considérables que ceux qui peuvent suivre
la règle adoptée par eux ; tandis que les principes admis
comme déduction de tous les faits connus par les non-
contagionistes, les mettent à même, au moyen : 1° de la
cause générale, 2° des causes locales et individuelles, et
3° des coïncidences obligées en temps et en lieux cholériques, de se rendre raison de tout ce qui se passe, aussi
simplement et aussi logiquement qu'on peut le désirer,
et que le permettent l'anatomie, la physiologie, la pathologie, l'hygiène, la géologie ainsi que la physique et la chimie. J'ai vu et senti cela et mon choix a été bientôt fait.

Nous venons de voir comment j'ai pu comprendre et
expliquer les différents faits cholériques en apparence
contagieux ou non, qui se sont offerts à notre observation, sans avoir besoin de recourir à la doctrine contagioniste, voyons maintenant comment les partisans de
cette dernière peuvent justifier leur vue théorique en présence de faits semblables.

SÉANCE DE LA SOCIÉTÉ MÉDICALE DES HÔPITAUX

Des 18 et 25 Novembre 1865.

M. Nonat dit :

*« Je pense que le choléra n'a pas été contagieux par infec-
tion à l'hôpital Cochin, à Necker, aux Enfants malades, au
Midi, et qu'il l'a été dans les hôpitaux situés au milieu du
foyer de l'épidémie. »*

Comment peut-il être contagieux ici et non là ?... Il n'est
pas plus contagieux ici que là, mais il paraît ne pas l'être
ici où l'air est moins impur, et l'être là où il l'est davantage. Évidemment les distinctions faites par M. NONAT
prouvent ce que je viens de dire ; et certes personne ne
trouvera extraordinaire ou étonnant, que les hôpitaux situés au milieu du foyer de l'épidémie, c'est-à-dire dans les
lieux renfermant plus de conditions d'épidémie que d'autres, aient eu un air beaucoup plus impur de toutes les manières que ceux qui ne s'y trouvaient pas, et aient présenté
une telle multiplication de choléras que la contagion ou
l'infection aient pu en être déduites. Evidemment ici les
contagionistes sont *oiseaux* à NECKER, à COCHIN, au MIDI etc.,
et *souris* aux hôpitaux du centre ; preuve suffisante, j'espère, de l'insuffisance de leur vue doctrinale : tandis que
nous pouvons rester les mêmes, c'est-à-dire anti-contagionistes, au centre comme à la circonférence de PARIS, car,
voici comment notre façon de penser nous fait raisonner :
dans les hôpitaux situés au milieu des foyers épidémiques
l'air y est plus vicié que dans les autres, et la cause générale y trouvant des auxiliaires plus puissants, sévit sur
un plus grand nombre d'individus entourant et approchant
les malades ; d'où, apparence d'infection, mais seulement
coïncidence d'affections par l'action simultanée des causes
cholériques sur des organismes prédisposés et agglomérés
maladroitement dans des lieux impurs : dans les hôpitaux
éloignés de ces foyers épidémiques, l'air y est moins impur,
et la cause générale n'y rencontrant pas le degré voulu de
puissance malfaisante dans ses auxiliaires pour pouvoir
donner le coup de grâce à l'agrégat organique, n'agit plus
aussi efficacement qu'ailleurs, et bon nombre d'invidus
peuvent entourer, approcher, toucher les cholériques et
n'en pas éprouver un effet morbide; d'où, l'étonnement et le
déconcertement des croyants aux effluves spécifiques et le
désenchantement qu'ils auraient pu éviter, si, les nom-

breuses preuves de la non spécificité des émanations fournies par les organismes cholérisés, avaient été assez bien
appréciées par eux pour leur dessiller les yeux, et leur
faire comprendre que c'était avec une toute autre doctrine
que celle de la spécificité, qu'il était possible de coordon-
ner l'ensemble des faits cholériques.

 On a dit : que le choléra est contagieux, et que toutes
les raisons que l'on donne pour établir la non-contagion ne
paraissent pas supporter un examen sévère ! Il est vraiment
incroyable que les intelligences hors ligne qui ont parlé
ainsi ne voient pas que les preuves données pour la contagion supportent encore moins un examen sérieux ! C'est
à douter de soi-même, et cependant malgré mon profond
respect et ma vive admiration pour elles ma conviction
ne saurait être ébranlée; si le choléra était contagieux réellement je n'existerais plus depuis trente ans, et je ne se-
rais pas le seul. Il manquait une preuve auguste contre la
contagion et l'infection, LL. MM. II. françaises viennent de
la fournir. Quoique ma personnalité soit peu de chose, on
ne lui refusera pas, j'espère, au moins la valeur d'une unité
pour accroître le nombre incalculable de ceux qui peuvent
dire comme elle, que si le choléra était effectivement infectieux, ils auraient pu être au moins trois fois exécutés par
lui depuis sa première invasion en Europe, en 1835, 1849,
1853 et 1854.

Comment ! des hommes convaincus ont pu prendre à
l'intérieur les produits liquides des cholériques; se cou-
cher dans leurs lits ; se couvrir de leurs vêtements, s'ino-
culer volontairement, ou involontairement comme M.
Axenfeld qui en a éprouvé toute autre maladie que le choléra, les humeurs des cholérisés vivants ou morts ; vivre
sans accidents pendant longtemps au milieu des foyers
épidémiques les plus intenses, faire tout ce qu'il faut pour
être *contagionnés* sans y parvenir, sans en rien éprouver,
et pour toute réponse les contagionistes auraient le droit

de dire que ces faits ne sont pas *positifs !* (1) Mais que faut-
il donc pour qu'un fait soit positif?.... Ah ! si ces expériences avaient produit le plus petit symptôme cholérique,
comme elles auraient été données pour positives, claires
et indiscutables ! n'en doutons pas ; et comme elles auraient été jetées triomphalement et dédaigneusement à la
face de tout anti-contagioniste, qui eut voulu les discuter !
Le courant actuel est vers la palinodie en fait de contagion;
mais toute logique médicale n'est pas éteinte, elle n'est
qu'obscurcie et arrêtée par des apparences non définies et
trompeuses, ainsi que nous l'avons fait observer et que
nous continuerons à le faire ; et tôt ou tard elle réduira
ces fausses lueurs à leur valeur réelle. « *Je sais quelqu'un
qui a plus d'esprit et de bon sens que moi, c'est tout le monde,* »
a dit une intelligence d'élite : Eh bien ! tout le monde
médical jugera, et il jugera bien, car il finira inévita-
blement par comprendre que ce qui ne *contagionne* ni n'in-
fecte pas ceux qui s'exposent le plus à être infectés ne
peut pas raisonnablement être donné comme *contagion-
nant* et infectant !

Après cette raison, qui certes n'est pas la meilleure
qu'on puisse donner en faveur de la cause qu'ils dési-
rent soutenir, nos antagonistes prétendent que les conséquences à tirer de la non-contagion du choléra sont
contraires à la science et aux exigences d'une bonne hygiène publique.

Voyous leurs arguments.

1° « *Les non-contagionistes ne peuvent espérer de combattre le choléra que par un spécifique.* »

Mais c'est l'inverse qu'on devrait dire. Ce sont les contagionistes qui, forcés d'admettre un poison, un germe, un
effluve, un principe cholérique enfin, ne doivent espérer de
le combattre avantageusement qu'avec un neutralisant, ou
un spécifique quelconque !

(1) *Abeille* 48, 1865. Echos.

. Les non-contagionistes, au contraire, n'admettant pas
d'effluves cholériques, c'est-à-dire spécifiques, et ne considérant le choléra que comme une maladie ordinaire, due
à une modification éventuelle morbide de l'économie vivante, ne doivent penser qu'aux moyens ordinaires de la
thérapeutique, et j'ai cherché à le prouver en parlant de la
thérapeutique du choléra, à la page 32 et suivantes du *Supplément au Choléra de Toulon de 1835.*

. 2° « *Les non-contagionistes doivent admettre la libre
communication des populations avec les cholériques.* »

Mais, non ! plus conséquents que leurs adversaires, et sachant que toute maladie ne peut que rendre plus vicié l'air,
dont la pureté absolue est la première condition de santé
pour l'homme, ils pensent que TOUTE MALADIE, que le choléra, par conséquent, doit être tenu à distance des lieux où
l'homme sain respire ; et ils recommandent de prendre
pour le choléra les mêmes précautions que pour TOUTES LES
AUTRES MALADIES, c'est-à-dire l'isolement, non pas collectif,
mais séparé, et la désinfection.

Voyez les expériences en faveur de la spécificité des
produits cholériques (1). M. THIERSH faisait manger à des
souris des morceaux de papier imprégnés des déjections
cholériques. Ces souris furent prises d'accidents cholériformes généralement suivis de mort.

. M. ROBIN a entrepris des expériences semblables sur des
chiens et aussi avec succès.

Dans les expérience de M. THIERSH les accidents n'eurent
lieu qu'avec des déjections alvines recueillies depuis trois
jours aux moins, et neufs jours au plus ; au delà de ces limites les déjections étaient inoffensives, de telle sorte que
le principe cholérique semblerait ne se développer dans
leur sein qu'au bout d'un certain temps, et se détruire
après. Ceci prouverait d'abord que les cholériques ne sont

(1) *Revue des cours scientifiques,*, 3ᵐᵉ année, n° 2.

pas infectants par eux-mêmes puisque leurs produits ne le
deviennent que trois jours après leur formation, et en dehors d'eux.

Une circonstance me frappe dans ces expériences, dans
celles du moins de M. THIERSH, c'est le temps voulu pour
que les déjections deviennent malfaisantes cholériquement.
N'indique-t-elle pas que les déjections des cholériques ne
sont pas toxiques à l'état naissant? Et ne peut-on pas se
rendre raison de la propriété qu'elles acquièrent au contact de l'air, par l'influence que l'état anormal actuel du
milieu dans lequel nous vivons exerce sur toutes choses,
en les modifiant toutes d'une manière relative à la constitution atmosphérique actuelle, qui n'est que cet état anormal?...

S'il était bien constaté qu'il faut toujours aux émanations
des cholériques l'influence de l'air pendant un certain
temps pour devenir toxiques, ces expériences prouveraient
plutôt la non-contagion et la non-infection que le contraire; et l'effet fâcheux observé serait plutôt dû à la cause
générale que nous disons exister dans notre milieu, qu'aux
émanations des cholériques elles-mêmes; c'est-à-dire
qu'elles ne prouveraient réellement que ceci : que ces
émanations contiennent les matériaux nécessaires pour que
la cause générale cholérique puisse en faire un poison cholérique; mais que seules et sans cette influence, elles
ne sont pas spécifiquement et cholériquement malfaisantes. Il nous reste à savoir si, dans les expériences de
M. ROBIN, il a été employé des produits cholériques à l'état
naissant, ou après un temps plus ou moins long d'exposition à l'action de l'air; comme aussi, si des injections de
serum d'un malade non-cholérique, si des déjections intestinales de tout autre malade, introduits après un certain
temps et après avoir été mis dans les mêmes conditions
d'altération que ceux provenant d'un cholérique, dans
l'estomac ou les bronches d'un chien ne produiraient pas

aussi, vu l'état actuel de l'atmosphère, des accidents spé-
ciaux et cholériformes.

On a dit aussi : « *que l'opinion des contagionnistes est basée
sur un grand nombre d'observations faites par des hommes
dignes de foi.* »

Si elles ne sont pas mieux faites que celles que j'ai ré-
futées, elles ne signifient pas grand'chose ; mieux, elles signifient l'inverse de ce qu'on veut qu'elles prouvent, ainsi
que le démontrent et ma réfutation, (page 124) des observations de MM. G·· de C· et W··; et les réflexions suivantes
sur la discussion qui a eu lieu dans la séance du 8 novembre 1865, à la Société Médicale des Hôpitaux.

Cette discussion a roulé sur :

1º L'accroïssement du nombre des décès dans les hôpitaux au moment où l'épidémie elle-même tend à s'é-
teindre :

2º L'accroissement du nombre des cas intérieurs alors.
que les admissions diminuent :

3º Les ravages de la seconde phase du choléra de 1853-54.

Trois faits graves dont on a accusé l'isolement dans les
hôpitaux.

Sans commenter les raisons données pendant la discussion, je me contenterai de faire voir combien est facile
leur compréhension par notre façon de penser.

1º Lorsque l'épidémie tend à s'éteindre, au dehors, c'est
que les prédisposés ont été malades ou sont morts, ou ont
émigré; que l'air extérieur est devenu relativement plus
pur qu'avant à cause de cela, et du redoublement de précautions hygiéniques prises par les individus ou par l'administration, tandis que les hôpitaux restent à peu près ce
qu'ils étaient avant; qu'ils continuent à recevoir des malades et à voir leur milieu intérieur ne pas cesser d'être
relativement et absolument plus impur que l'extérieur.

2º Lorsque les cas intérieurs augmentent pendant que les
admissions diminuent, c'est une preuve de ce que nous

venons de dire : que l'air intérieur des hôpitaux est plus impur que l'air extérieur, et ce fait n'a pas besoin d'autre explication.

3º Quant au troisième fait, si on ne peut l'expliquer qu'en admettant que le prétendu miasme cholérique avait été tenu en réserve dans la salle Saint - Michel, par exemple, où les cholériques avaient été réunis en 1853, pour en sortir en 1854, et infecter l'hôpital ainsi que le quartier St-Germain, puis le dixième arrondissement tout entier, ensuite tout Paris ! Il ne me semble pas possible de soutenir une pareille thèse sérieusement, surtout lorsqu'on observe que les premiers cas développés à la Charité en 1854, se sont montrés, non pas dans la salle St-Michel, mais au contraire dans des salles qui n'avaient pas reçu de cholériques ! Et puis ! des miasmes qui restent en repos d'une année à l'autre dans une salle sans manifester leur existence, et qui infectent un an après non pas les personnes qui fréquentent cette salle mais celle d'une autre ! Tout cela ne peut pas vraiment être considéré comme sérieux. Tout ce qu'on peut dire de raisonnable contre l'isolement collectif, c'est qu'un grand nombre de malades d'une même maladie, quelle qu'elle soit, dans un seul point, ne peut que rendre ces malades infectieux, quand bien même la maladie dont ils sont atteints ne serait pas infectieuse ; et que cet isolement collectif ne peut que rendre l'air intérieur d'un hôpital encore plus impur qu'il n'est disposé à l'être sans cet encombrement

Quant aux faits de Péronne, dont il a été question dans la même séance, ils n'ont pas plus de valeur réelle pour la contagion et la transmission que ceux de la Charité contre l'isolement ; et, en effet : pour ne parler que d'un de ces faits : une nourrice arrive de Paris avec un nourrisson ; elle et son nourrisson n'étaient pas cholérisés ; *quelques jours après* des symptômes cholériques s'emparent du nourrisson qui en meurt : *trois jours après* le mari, et non elle, a le choléra et en meurt. Un fait semblable, selon nous, ressemble à celui du matelot grec NACTIS, qui a été donné comme ayant pu infecter MARSEILLE, et qui fut sans doute infecté par MARSEILLE; et il prouve plutôt, que ce nourrisson et le mari de la nourrice ont été infectés par PÉRONNE ou au moins par l'habitation de la nourrice, que d'avoir infecté et PÉRONNE et la maison où ils sont arrivés non malades !

Cause générale ; causes locales ; et coïncidence avec les prédispositions, rien autre ne peut ressortir raisonnablement, logiquement et scientifiquement de faits semblables.

Les faits apparents d'infection ne peuvent pas empêcher leurs contraires , bien autrement frappants et nombreux, d'avoir eu et d'avoir lieu journellement dans toute épidémie: or, comme rien ne peut expliquer la contagion que la contagion elle-même selon les contagionnistes, et que lorsque la contagion ou l'infection successives ne peuvent être prouvées par rien d'irrécusable , ils sont obligés de passer à côté de ces faits négatifs pour eux , tandis que les anti-contagionnistes peuvent les comprendre par la coïncidence de la rencontre d'un cholérique avec un ou plusieurs prédisposés à la maladie, arrivés au point où l'explosion du mal intérieur qui les travaillait devait éclater , ou auxquels il ne manquait plus que l'influence altérante du *pabulum vitœ* au degré le plus minime, pour que cette explosion s'effectuât au moyen d'une augmentation de l'altération organique existant en eux ; il s'ensuit que les contagionnistes sont souvent en défaut pour pouvoir expliquer les faits, et que les non-contagionnistes ne le sont jamais. Les causes locales et individuelles qu'ils admettent ne sauraient être méconnues par personne: il ne leur reste donc à prouver que l'existence de la cause générale ainsi qu'ils l'entendent? Ce que nous en avons dit est un commencement de démonstration qui pourrait à la rigueur suffire, puis-qu'elle est basée sur la science géologique , et une appréciation plus étendue des faits observés ; ce que nous en dirons plus loin la complétera, nous osons l'espérer.

Les avocats de la contagion ont ajouté en sa faveur la considération scientifique suivante : « Cette vue théorique étant admise, disent-ils, elle excite impérieusement au travail, en suscitant à l'esprit d'investigation des recherches propres à donner une certitude par l'examen de l'atmosphère des cholériques, par celui des liquides et des solides du corps des malades, comparés à ces mêmes liquides et solides à l'état normal; etc.... »

Est-ce que la non-contagion n'ouvre pas un champ scientifique aussi beau et aussi grand à explorer que celui désigné par la contagion ? Est-ce que la recherche de la nature de la cause générale atmosphérique ? est-ce que la détermination des changements survenus dans l'atmosphère pour acquérir le pouvoir malfaisant qu'elle paraît exercer sur nous maintenant, ne demandent pas des études autrement scientifiques, autrement belles, autrement grandes, vastes et attrayantes que le champ d'observation limité à la portion du milieu atmosphérique qui entoure le lit.d'un cholérique ? La non-contagion ne laisse donc pas plus ses adhérents oisifs et sans but scientifique que la contagion, les siens ; et des deux côtés il y de belles et d'importantes découvertes à faire. Les recherches indiquées par la contagion ont été faites, mais, hélas ! leur résultat a été négatif. Nous allons les relater, et ce résultat est au moins un commencement de preuve que la résolution du problème doit être cherchée ailleurs, et demandée au vaste réservoir dans lequel nous puisons la vie ou la mort selon sa manière intime d'être. Le célèbre auteur de la philosophie anatomique n'a-t-il pas dit : « *l'espèce est fixe sous le maintien conditionnel de son milieu ambiant. Elle se modifie, elle se change, si le milieu ambiant varie, et selon la portée de ses variations........ aux époques de variation géologique, de nouvelles* ORDONNÉES *intervenant*

sans rompre l'action vitale, font varier les êtres. » De nouvelles *ordonnées* sont intervenues depuis quelques années,
et constituent la cause générale des variations morbides
des êtres actuels; et ces variations géologiques déterminant
de nouvelles *ordonnées* dans notre milieu ambiant, ont
pu être la suite des mouvements intérieurs terrestres qui
eurent lieu dans les années de 1815 et 1816, années qui
précédèrent précisément l'année 1817, c'est-à-dire celle
pendant laquelle la diffusion épidémique du fléau com-
mença ; mouvements, qui produisirent à cette époque des
tremblements de terre fréquents, coïncidant avec de grandes anomalies des saisons et des épidémies meurtrières
de diverse nature. (1)

On ne peut pas sortir de ce dilemne : la cause cholérique est dans un espace limité de l'atmosphère, ou dans
la masse entière de ce milieu. Si l'on ne peut pas parvenir
à la trouver dans cet espace limité, il faut la chercher
dans la masse ; et, comme le choléra présente une généralisation et des écarts simultanés inexplicables par des
foyers restreints, qui du reste ont toujours existé sans produire ce qu'on y observe aujourd'hui aussi universellement,
la logique conduit impérieusement à dire : cette cause ne
pouvant pas être et n'étant pas dans ces foyers limités, puisqu'on n'a pas pu l'y trouver, ne peut être, 1° que dans la
masse atmosphérique, et, 2° — si rien ne peut y être démontré d'absolument anormal — elle ne peut être que cette
masse elle-même, intimément modifiée, d'une manière
encore inappréciable par nos trop faibles moyens d'investigation scientifique, relativement à l'immensité et à
l'infinité des effets que la CAUSE PREMIÈRE produit au
moyen des lois qu'elle a établies.

Bon nombre d'habiles ouvriers contagionnistes se sont
mis à l'œuvre, mais M. G** de C** nous l'a déjà dit : « *au-*

(1) Daremberg, *Journal des Débats* du 9 février 1866.

*près des cholériques comme dans tout autre lieu vicié non
chotériquement, on n'a jamais pu trouver que de la matière
animale et de l'ammoniaque. »*

Nos voisins les Anglais avec leur bon sens pratique, mais
ne sortant pas des limites tracées par la vue contagionniste,
ont exécuté des travaux modèles d'investigation à suivre :
et voici le résultat obtenu par eux :

En 1854, après les premières attaques d'un choléra qui
devait enlever en six mois 14 ou 15,000 personnes de
LONDRES, le comité de santé nomma une commission de
recherches, composée de physiciens, de chimistes, de phy-
siologistes et de médecins distingués ; chacun de ces membres fut chargé d'agir isolément, afin de trouver, si faire
se pouvait, les *causes tangibles* du choléra, en examinant
les choses jugées théoriquement capables de contenir les
éléments matériels génésiques du fléau.

Avant de continuer l'exposition de leurs recherches, je
demande la permission d'ouvrir une parenthèse à propos
des mots *éléments tangibles* du fléau, qu'on croit en général
exister dans l'air, et que les contagionnistes appellent principe toxique, épidémique, effluve, poison cholérique etc.
Voilà le point où existe la principale différence entre la
manière de penser des anti-contagionnistes tels que nous et
les contagionnistes par infection ou par transmission. On
pense en général, qu'il est venu se joindre au milieu extérieur propre à l'homme des éléments nouveaux, lui, (ce
milieu), restant toujours le même ; lesquels éléments sont
susceptibles d'agir morbidement et chotériquement sur
l'organisme humain, et, dans cette supposition, ces éléments
n'existeraient pas partout dans ce milieu. Nous pensons
nous, que ce milieu a été modifié dans sa constitution intime ; que la *cause tangible* du choléra n'est que ce milieu
tout entier ainsi modifié, lequel ne contient plus au même
degré qu'avant, les conditions vitales qui nous sont nécessaires ; qu'il en contient d'autres qui doivent modifier re-

lativement à elles nos organisations, et y produire des
perturbations plus ou moins fortes, jusqu'à ce que nous
nous y soyons habitués, ou que son retour à l'état normal
antérieur ait eu lieu, si c'est encore possible. Si l'opinion
contraire à la nôtre était la vraie, sans doute les recherches
si habilement, si longuement et si consciencieusement
faites par les médecins anglais, et quelques observateurs
français tels que M. ROBIN, auraient eu un résultat affirmatif, et le principe cholérique ne leur eut pas échappé ;
mais ils cherchaient ce qui n'existait pas ; ils n'avaient pas
l'idée de ce qui existe réellement dans l'ensemble de l'atmosphère, et ils durent obtenir un résultat négatif. C'est
aussi ce qui est arrivé. Voyez la série de mémoires publiés par chacun d'eux, aux époques indiquées, et dont
nous allons faire connaître les résultats d'après le résumé
qui en a été fait par M. le docteur E. CHEREAU.

1° *Examen de l'air d'une salle pleine de cholériques* :

Une foule de corpuscules, les uns vivant dans une phase
active de développement, et visibles même à l'œil nu ; les autres, privés de vie, et provenant de la poussière qui avait
flotté dans la salle, c'est-à-dire, tels que des brins de che-
veux, des fibres végétales, des granules d'amidon, une
matière amorphe noire carbonacée (particules de fumée) et
des cellules épithéliales.

Les corpuscules vivants avaient l'apparence de petites
masses floconneuses nageant dans l'eau distillée. On recon-
nut en eux des *mycélium* de champignons. Outre ces champignons on voyait une foule de petits corps très-tenus, inco-
lores, disposés en chapelets et ressemblant à cette forme
de *vibrion* appelée *bactérium*.

2° *Examen de l'air d'une salle à moité vide de cholériques,
au déclin de la maladie* :

Mêmes impuretés que dans l'expérience précédente, mais
seulement deux corps organiques, deux *vibrions bactérium*,

*3° Examen de l'air à l'époque où le choléra avait complé-
tement quitté la contrée :*

Quelques particules étrangères dans l'eau distillée à
travers laquelle avait passé l'air de la salle ; des *mycéliums*
de champignons en grande quantité, mais point de *vibrions bactérium.*

*4° Examen de l'air extérieur pris dans un point adjacent
à l'hôpital :*

Impuretés inorganiques, sporules de champignons en
quantité, mais point de *vibrions !*

Donc : les *vibrions*, quoique abondants dans l'air de la
salle pleine de cholériques, ne peuvent pas être la cause
tangible du choléra, puisque le choléra n'existe pas seulement dans les hôpitaux cholérisés, et que l'air extérieur,
au milieu duquel il se développe partout, n'en contenait
point. Donc, encore ici, les *vibrions* n'ont été que des
effets et non des causes, de même qu'on les observe comme
effets dans tous les liquides en voie de décomposition,
sur le vivant ou sur le cadavre ! C'est du reste ainsi qu'ont
conclu aussi les expérimentateurs anglais.

*5° Examen de l'air d'un égoût qu'on oblige à passer aussi
dans de l'eau distillée.*

Mêmes sporules, et une foule de *vibrions* en grande
activité, ressemblant en tout point à ceux de la précédente
expérience, c'est-à-dire, à ceux que l'air atmosphérique
respiré et exhalé par des cholériques avait déposés dans
l'eau distillée.

Qu'est-ce que cela peut prouver ?... Que dans les voies
respiratoires des cholériques comme dans les égoûts, il
y a des liquides en voie de décomposition, pouvant permettre le développement des *vibrions*, qui, ici, apparais-
sent encore comme des effets et non comme des causes, ne
pouvant pas même reproduire la décomposition d'où ils

proviennent, puisque ils ne se trouvent pas dans l'air extérieur, au milieu duquel le choléra se développe sans leur
secours tantôt ici et tantôt là.

6° *Examen microscopique des déjections riziformes* :

De nombreuses analyses chimiques de ce produit ex-
crétoire ont été faites, et voici ce qu'on a trouvé généralement ;

$$\begin{array}{lr}
\text{Eau} & 987, 55 \\
\text{Matière organique} & 5, 06 \\
\text{Sels} & 7, 39 \\
\hline
& 1000, 00
\end{array}$$

Soumis au microscope, le liquide fait découvrir « des
molécules et des agrégations de molécules d'innombrables
corpuscules muqueux isolés et agrégés, de volume et de
forme variables, souvent empaquetés dans une base muqueuse, présentant parfois une structure fibreuse ; ainsi
que des molécules et des globules d'huile. Outre cela,
et constamment, des myriades de *vibrions* disposés en
cordons ou réunis en petites masses. De sorte que sous
le rapport des *vibrions*, les hôpitaux, les égoûts et les in-
testins des cholérisés se ressemblent singulièrement ; et
que, si les *vibrions* étaient la cause tangible du choléra,
autant vaudrait mettre les cholériques dans un égoût que
dans un hôpital, heureusement qu'il n'en est rien.

Des échantillons de la même déjection offrent des caractères souvent très différents, ainsi au lieu ; de corpuscules
granuleux ou muqueux, M. HASSALL a vu une fois des globules huileux, et d'innombrables petits cristaux aciculaires, les uns isolés les autres groupés en rosace ; mais
toujours des *vibrions*, sans sporules de champignons dans
aucun des vingt-cinq cas soumis à l'examen.

Donc, ni les sporules ni les cristaux aciculaires, ni rien
de ce qu'on trouve dans ces déjections, et que nous allons

voir ne pas exister dans le sang, ne sont pas plus que les vibrions la *cause tangible* du choléra.

Ces derniers corps, les vibrions, se retrouvent aussi bien dans les déjections riziformes soit qu'on les observe plus ou moins longtemps après leur sortie de l'intestin ou immédiatement après leur élimination, ou quand on les prend dans l'intestin même; il est donc certain que ces infusoires se développent même pendant la vie.

Donc, ce ne sont pas les vibrions qui agissent dans les expériences de M. THIERSSH et ROBIN, puisqu'il faut attendre trois jours au moins et neuf jours au plus, selon le premier expérimentateur, pour que la matière toxique se forme; donc encore, les vibrions comme les autres matières trouvées par le microscope sont des effets et non des causes.

7° *Examen microscopique du sang des sujets morts du choléra. Sur seize échantillons, quelques heures après et même immédiatement après la mort.*

1° Aucun ne montra ni produit organique, ni animalcules, ni champignons, ni aucun corps vivant ou mort.

Immédiatement après la mort les corpuscules rouges et blancs n'avaient subi aucun changement.

Quelques heures après la mort, les corpuscules rouges et blancs avaient subi des modifications notables, dues évidemment à un commencement de décomposition, mais toujours le sang s'est montré exempt de parasites quels qu'ils fussent. Observations négatives que les partisans d'un germe, d'un principe toxique circulant avec le sang et qu'il faut chercher à neutraliser, n'invoqueront pas, je pense, à moins qu'ils n'aient recours à l'argument qui a discrédité toutes les théories passées; à savoir : cela est quoique ce ne soit qu'un *a priori*, mais dont nous avons besoin afin que nous puissions expliquer, non tous les faits, mais au moins quelques uns de ceux que nous observons, et dont on nous demande compte.

La physiologie pathologique des temps actuels, celle des
ROBIN, des CLAUDE BERNARD, des VIRCHOW etc. n'est pas
déconcertée par des résultats négatifs microscopiques
semblables ; car, ils ne sauraient prouver que le sang
n'ait subi aucune modification morbifique par l'influence
d'un air vicié, comme nous l'entendons, dans sa constitution intime : des effets catalytiques ou allotrophiques,
isomériques ou isomorphiques pouvant être produits dans
le sang, par un air ainsi dévié de sa constitution
intime normale ; de la même manière qu'on les constate dans tant d'autres liquides, sous l'influence d'agents
catalytiques en rapport avec les combinaisons matérielles qui les constituent, sans qu'on puisse les distinguer
autrement que par les changements de propriétés qui en
résultent : et nous pensons que ceux qui sont au courant
du mouvement progressif de la science biologique, déterminé par l'intervention en elle de la physique et de la
chimie, le comprendront et n'éprouveront aucune répu-
gnance à l'accepter ; la lecture et la méditation de la con-
férence physiologique faite à BERLIN par M. VIRCHOW, sur la
vie du sang, dans la revue des Cours scientifiques du no 6
de la 3me année 1866, les aideront beaucoup à faire ce
pas en avant.

8o *Examen microscopique de la peau et des vêtements des
cholériques.*

Pour répondre à ceux qui ont publié de nombreux cas
de nourrices, de domestiques, de blanchisseuses etc. qui
auraient été frappées du choléra après avoir lavé les linges
de corps qui avaient servi à des cholériques, le docteur
HASSALL crut qu'il était important de déterminer si la présence de quelque corps ou substance particuliers dans ces
linges pourrait expliquer la communication de la maladie.

Des fragments d'épiderme ne présentèrent ni vibrions ni
sporules de champignons.

Les morceaux de linge furent lavés avec soin dans de l'eau distillée qui offrit de nombreux vibrions, parce que ces objets avaient été maculés par les déjections riziformes: encore donc un résultat négatif.

9° Examen microscopique de l'urine de vingt-deux cholériques. L'urine a été constamment albumineuse.

Ceux qui pensent, avec raison, que l'albuminerie grave, et dont on meurt ordinairement parce qu'on n'en connaît pas encore bien la nature, est la suite d'une altération plus ou moins profonde de l'agrégat organique, ne trouveront pas cela plus étonnant que nous.

Le liquide a aussi offert des moules fibrineux provenant des canalicules des reins, et des dépôts urinaires tels que des urates, des oxalates de chaux etc., et plus tard, des champignons, et souvent à sa surface une pellicule de pigment d'une couleur bleue plus ou moins marquée, que M. HASSALL assure n'être que de l'indigo.

Les expérimentateurs anglais sachant que les vibrions se développent et se trouvent dans presque toutes les infusions animales et végétales qui ne sont pas trop acides ; qu'on les rencontre dans toutes les saisons ; et qu'ils ne sont pas particuliers à une époque cholérique, en ont conclu, que les causes tangibles du choléra étaient encore à trouver. Nous les imitons, et nous pensons que beaucoup feront comme nous.

Et cependant le choléra existe !...

Et il existe partout !....

Cette universalité de la maladie peut-elle être comprise autrement que par l'influence d'un agent qui comme l'atmosphère terrestre se trouve et agit partout ?

Nous cherchons en vain une cause qui pourrait, aussi bien que l'atmosphère, remplir cette condition d'universalité que cette dernière remplit si bien ; et, soutenus par les considérations géologiques déjà émises par la grave autorité d'HIPPOCRATE, que nous invoquerons bientôt, et par celle non moins imposante de l'auteur de la *Philosophie anatomique* ; nous appuyant ensuite sur les opinions suivantes d'hommes aussi compétents que MM. FRÉMY et BOUSSINGAULT, relativement à ce vaste réservoir de tant de matières diverses, dans lequel nous puisons incessamment la santé ou la maladie, la vie ou la mort, nous restons convaincus que c'est en lui seul que réside la cause des effets épidémiques universels comme lui qu'on observe depuis bientôt un demi-siècle : et que, comme rien de ce que la chimie, encore limitée dont nous nous servons, nous fait découvrir dans son sein ne saurait rendre raison de ces effets généraux, force nous est de penser que c'est son ensemble qui les produit, au moyen de changements intimes inappréciables par notre ignorance chimique relative, mais que la connaissance de la grande quantité d'agents actifs divers qu'il contient permet de supposer, et d'élever cette supposition au rang d'une vérité, ne reposant, si l'on veut, que sur des probabilités, mais sur des probabilités tellement nombreuses, tellement scientifiques et tellement imposantes qu'elles équivalent presque aux certitudes sur lesquelles les vérités admises reposent, et par lesquelles elles s'imposent à nos intelligences.

Cette vue philosophique a quelque chose de si nouveau et de si grandiose qu'on en sera sans doute choqué à cause de son humble provenance. Hâtons-nous donc de l'étayer des noms cités ci-dessus, lesquels sont autrement connus, sympathiques et autorisés que le nôtre.

Voici ce que pense M. FRÉMY de ce vaste creuset fermé, mobile et actif, au milieu duquel nous nous trouvons avec la terre, notre support, et dans lequel il s'est passé de si grands, de si nombreux changements et de si imposants phénomènes météorologiques depuis la création du monde.

M. FRÉMY dit : (1) que la composition exacte de l'atmos-

(1) *Revue des Cours scientifiques*, 3ᵐᵉ année, n° 1.

phère ne lui paraît pas assez complètement déterminée,
pour que l'on puisse attribuer, avèc quelque certitude, à la
présence de l'ozone, la coloration du papier ioduro-ami-
donné de SCHŒBEIN.

Entendez-vous?... *la composition exacte de l'atmosphère
n'est pas assez complètement déterminée, pour savoir comment
et par quoi elle agit lors de la production d'un phénomène
aussi simple que la coloration d'un papier préparé !*... et
nous serions étonnés de ne pas pouvoir encore connaître
comment et par quoi elle agit sur des sujets aussi com-
plexes que nos organismes !... et parce que nous ne savons
pas reconnaître comment et par quoi elle agit, nous en
conclurions qu'elle n'agit pas du tout ! Ce ne serait ni philosophique, ni scientifique surtout.

Voyez ensuite ce qu'en dit M. BOUSSINGAULT dans ses
Cours (1): et en connaissant, 1° la grande quantité d'agents
divers qui entrent dans sa composition physico-chimique,
ou qui sont continuellement déversés dans ce milieu, tels
que l'oxygène, l'azote, l'acide carbonique, la vapeur d'eau,
l'acide azotique, l'azotéux et les gaz carburés qui s'échap-
pent des divers points de la surface de la terre ou du fond
des mers, de la Sicile et de l'Italie, mais de l'Asie surtout ;
de la Chine, entre autres, avec ses nombreuses sources de
gaz inflammables dites, *puits de feu* ; et les gaz combusti-
bles des volcans et des marais : et l'hydrogène carboné,
et le gaz oxide de carbone, et l'hydrogène sulfuré etc. et
les substances organiques altérées ou non, appelées miasmes, effluves, émanations, exhalaisons ; et les matières
solides visibles tangibles ; et l'humidité et le calorique et
l'électricité, etc. ... et en connaissant tout cela, disons-
nous, ainsi que la nécessité et la somme des actions et
des réactions physico-chimiques, catalytiques ou de fermentation qui peuvent et doivent s'y effectuer, nous répéte-

(1) *Revue des Cours scientifiques*, 3ᵐᵉ année, n° 1.

rons avec M. Frémy: que la composition exacte de l'atmosphère n'est pas assez complétement connue, pour affirmer
qu'à des époques données, et sous des conditions inconnues et inappréciables pour nous, mais aussi réelles que
celles qui ont existé avant nous, il ne puisse pas s'y passer
encore des actes intimes susceptibles de la modifier assez
profondément pour rompre l'équilibre et les rapports qui
doivent exister entre elle et les êtres plongés dans ce
milieu si complexe, si mobile, et par suite si changeant,
et que : puisque des effets nouveaux généraux et anormaux sont observés dans les êtres qui se meuvent dans
elle, sans que rien autre que son influence puisse en rendre raison, force nous est de la considérer comme la
cause principale de ces effets.

Voyons maintenant l'appui que pourra nous donner le
père de la médecine d'observation, par lequel nous avons
tous appris à jurer dans nos écoles.

Le choléra spontané de la GUADELOUPE va nous en fournir le moyen.

Dans l'*Union*, N° 147 (1865), à la rubrique *Courrier*, il
est dit :

« Est-ce le choléra?.. Est-ce une fièvre pernicieuse algide?... Ces deux affections n'en font-elles qu'une? ou
non? »

« L'épidémie de la GUADELOUPE a-t-elle été importée?...
A-t-elle pris naissance sur place?... »

Je réponds formellement comme le docteurs L'HERMINIER
et A. PELLARIN :

1° C'est le choléra, et j'ajoute : compliqué de fièvre pernicieuse algide.

2° C'est une fièvre pernicieuse algide, compliquée de
choléra :

3° Ces deux affections n'en forment qu'une, mais leurs
éléments altérants se sont combinés pour constituer la ma-

ladie complexe que l'on observe à la GUADELOUPE dans ce moment-ci, depuis le 29 octobre 1865.

4° La maladie n'a pas été importée, elle est née sur place.

PREUVES :

1° et 2° L'on nous apprend que : *la maladie est née dans les marais qui avoisinent le cimetière, et que de là elle a gagné les faubourgs voisins de ces marais.* Or, nous savons tous que des marais, aidés des cimetières surtout, peuvent occasionner des fièvres intermittentes pernicieuses, algides ou non. C'est donc une fièvre pernicieuse algide, puisqu'elle en présente tous les symptômes. Mais d'où viennent les symptômes cholériques qui s'y surajoutent, et qui rendent le diagnostic incertain, vacillant, contradictoire?... Nous allons voir bientôt que ce ne sont pas les contagionnistes qui pourront nous le dire. Il n'y a, en effet, quand il est impossible comme dans ce cas-ci d'invoquer le moindre contact, que l'admission d'une cause générale atmosphérique à puissance cholérique, qui puisse en rendre raison. J'ose défier toute autre idée théorique de pouvoir le faire : et si notre maître à tous, *en observation,* s'entend, HIPPOCRATE ! Si l'auteur de ce beau livre intitulé : *des airs, des eaux et des lieux,* qu'on fera bien de lire quand il s'agira de répondre à des médecins qui, comme M. GORLIER, veulent qu'on reconnaisse une constitution médicale atmosphérique, cholérique; si, disons-nous, HIPPOCRATE revenait parmi nous, il ne serait pas le dernier à proclamer cette vérité ; car il nous dirait sans doute :

« Comment! vous connaissez et vous admirez mon ouvrage ; vous trouvez que j'ai eu raison de ne pas concevoir l'homme isolé des influences extérieures, et d'accorder à ces influences la plus grande part *sur la santé et la maladie ;* vous trouvez que tout ce que je dis, en recherchant partout l'action du monde extérieur sur les êtres organisés , — action d'autant plus puissante qu'elle se fait constamment sentir — est vrai et grandiose : la GÉOLOGIE, que je ne connaissais guère, vous apprends ce que mon génie n'avait pu que deviner. Avec mon livre et vos connaissances géologiques, — qui vous apprennent que *les airs, les lieux et les eaux* mêmes, n'ont pas toujours été ce qu'ils sont aujourd'hui, ce qu'ils étaient et ce qu'ils seront pendant la succession des siècles, — vous avez basé et créé le dogme des constitutions médicales ; et aujourd'hui qu'une application si facile, si naturelle et si juste de ce dogme se présente à faire, vous n'en tenez pas compte ; vous ne comprenez pas les rapports qui existent entre lui et les faits épidémiques universels que vous voyez ; vous agisssz et pensez seulement comme auraient pu le faire ceux qui avaient vécu avant moi et avant vous, en cherchant à expliquer des faits généraux et universels par des raisons locales, individuelles, qui vous font défaut à chaque instant ; qui ne peuvent que mal faire comprendre et toujours imparfaitement et douteusement expliquer la plus minime partie des faits morbides épidémiques fournis par toutes les parties du globe terrestre ! Ah !... je vous le dis en vérité, vous m'avez trop admiré et bien peu compris ; car : si vous aviez vu dans mon livre tout ce qu'il y a, — et vous aviez paru vous en douter en en faisant ressortir la doctrine des constitutions médicales, — vous ne manqueriez pas de dire, au sujet de la maladie qui vient d'éclore spontanément à la GUADELOUPE : les effluves locaux ont produit la fièvre pernicieuse, et la constitution médicale générale atmosphérique à puissance cholérique, a imprimé à cette maladie son cachet particulier : c'est-à-dire, que sans cette constitution médicale actuelle, — qui existe depuis la généralisation du choléra et qui a été cause de cette généralisation — les effluves locaux particuliers à cette colonie n'auraient développé que les symptômes de la fièvre pernicieuse ; et que sans ces effluves locaux, la constitution médicale cholérique n'aurait déterminé que des choléras purs sur les prédisposés de cette île. » Et je pense que les médecins logiques et instruits répondraient sans hésiter : MAITRE ! vous avez encore raison.

Des preuves plus fortes, plus convaincantes de l'existence d'une cause générale pour le choléra, ne sauraient être données. Je ne ferai pas l'injure aux lecteurs de douter qu'ils ne sentiront pas l'accord existant entre le père de la médecine raisonnée, l'auteur de la *philosophie anatomique*, que nous avons cité page 168, et les faits !

3° « *Ces deux affections n'en forment qu'une, mais leurs éléments se sont combinés, etc.* »

Ce qui précède répond suffisamment à cela : mais nous sentons le besoin de dire, ce que je crois qu'on doit penser de l'assimilation qui a été faite du choléra avec les fièvres intermittentes pernicieuse paludéennes ; et surtout avec la fièvre paludéenne cholériforme continue de l'Inde orientale, par le docteur BOURGOGNE père, de CONDÉ (Nord), dans des articles fort remarquables sur ce sujet , qu'on peut lire avec grand profit dans les nos 6 et 7 de *l'Abeille médicale*, 1866. Si l'on s'était borné à l'assimilation, on pourrait passer outre , mais on est allé jusqu'à l'identité, et alors notre devoir est de protester.

Les fièvres pernicieuses intermittentes des marais présentent des symptômes semblables à ceux du choléra, sans doute (1); et peuvent permettre un rapport entre les deux maladies, qui en impose au premier abord ; j'en conviens : mais la ressemblance ne saurait impliquer l'identité de nature aux yeux de ceux qui pensent, que l'identité pathologique ne saurait dépendre que de l'identité de l'affection morbide ; et celle-ci, que de l'identité des causes : or, le miasme paludéen ne saurait être le même que le cholérique ; le premier a toujours existé sans produire

(1) Et pour les mêmes raisons que celles données par M. ROBIN dans sa 3me leçon sur la *substance organisée*. — J.-B. BAILLIÈRE. PARIS 1866.

toujours, aussi, l'ensemble de symptômes essentiellement propre au choléra, et le caractérisant.

Ce qu'il y a de commun entre toutes les maladies, c'est-à-dire : *une altération, une modification morbide quelconque de l'agrégat organique*, existe aussi bien dans le choléra que dans la fièvre intermittente algide des marais : chaque organe manifeste à sa manière l'existence, dans ses agrégats organiques, de cette modification pathologique. Que l'on ait été rendu malade par un marais, ou par la cause générale inconnue du choléra, ou par une indigestion des meilleurs aliments qu'on puisse trouver, ou par un poison, etc. l'estomac vomit; mais on n'en conclut pas que dans tous ces cas le symptôme vomissement indique une identité d'affection gastro-intestinale, et nécessite un même mode de traitement : c'est cependant ainsi qu'on raisonne et qu'on traduit le raisonnement en action, en assimilant le choléra aux fièvres algides paludéennes; puis, en en déduisant l'identité; et enfin en conseillant pour les deux le même traitement. Voyez pourtant si le sulfate de quinine guérit aussi souvent et aussi sûrement le choléra, que les fièvres paludéennes ! il s'en faut, n'est-ce pas ? ... C'est que le choléra n'est pas de même *nature* que la fièvre paludéenne. Voilà tout. Comme dans cette dernière, son fond est une altération organique, mais une altération organique autre que celle qui constitue la fièvre intermittente à laquelle on le compare, et avec laquelle on veut enfin le confondre en ne pas tenant compte de ce qui peut et doit faire conclure à l'identité de deux maladies, c'est-à-dire à l'identité des causes, et surtout de leurs effets sur l'organisme, ou de leur *nature* propre, enfin.

J'ai cru d'abord, moi aussi, à l'identité de tous les choléras, mais j'ai reconnu mon erreur plus tard par l'étude plus approfondie de ces maladies, et je les ai différenciées en divers endroits de mes écrits, à la page 4 de mes additions au choléra de Toulon de 1835, par exemple, et j'y renvoie ; pensant , que ce que je viens de dire contre l'identité des deux maladies, *choléra et fièvres paludéennes* , doit suffire , sinon pour convaincre, du moins pour faire réfléchir plus profondément avec M. le docteur LIÉBEMARN , sur cette non identité.

Subsidiairement, et puisque M. le docteur B** en parle dans sa réponse au docteur LIÉBERMANN à propos de cette identité , je demande la permission de dire un mot sur le phénomène de l'intermittence , que personne , que je sache , n'a encore expliqué aussi physiologiquement qu'il le mérite.

M B** dit : « *la mise en action du poison paludéen n'a lieu que pendant l'accès ; pendant l'intermittence le corps vénéneux n'agit pas , mais bientôt arrive le jour marqué pour l'accès ; le ferment fébrile sort de son inaction , et l'accès a lieu. etc.* Quelle singulière idée ne doit-on pas avoir de l'organisation vivante pour entendre et expliquer ainsi un phénomène pathologique aussi important que celui de l'intermittence.

Comment ! un miasme paludéen agit sur nous en s'introduisant dans notre organisme , et en l'altérant , pour déterminer des *accès* souvent mortels , puis il va se cacher dans un point de ce même organisme sans plus lui faire ressentir sa présence en lui , pour attendre la fin de l'accès, sortir de son trou comme un animal malfaisant et recommencer à agir de nouveau de manière à déterminer un nouvel accès !

Je ne saurais accepter une explication figurée, c'est-à-dire ontologique, aussi peu conforme à ce que nous enseigne la physiologie la plus simple et la moins prétentieuse ; et, à défaut d'explication plus satisfaisante de ce fait pathololologique , si essentiel à connaître , j'ose énoncer la mienne: que chacun en fasse autant, et on finira par arriver à un résultat plus scientifique et plus acceptable.

Le miasme ou poison paludéen agit sur nous , il nous

pénètre d'une manière ou d'autre, ce n'est pas la question
du moment(1), en nous pénétrant il modifie à sa manière et
morbidement l'agrégation organique qui nous constitue. Si
cette modification est assez profonde pour faire cesser le
mouvement vital dans les agrégats organiques, en leur
faisant revêtir un mode de composition intime impropre
à permettre la continuation de ce mouvement vital, la vie
cesse de suite. Dans le cas où cette modification altérante
n'est pas assez profonde pour amener ce résultat inorganique, les conditions vitales que nous portons en nous dans
et par nos appareils nerveux et sanguins surtout, aidées de
médicaments convenables susceptibles de réveiller et d'entretenir ces conditions réparatrices, agissent contre cette
lésion, et tendent à ramener nos agrégats vitaux à leur
organisation normale.

Alors, de deux choses l'une, ou la réparation est complète, et nul autre accès ou manifestation symptomatologique
d'un désordre matériel organique ne peut plus avoir lieu ;
ou elle est incomplète, et le reste ou résidu de la lésion,
agissant de proche en proche sur l'ensemble organique, à
la manière des ferments, ramène le trouble général et un
nouvel accès ; ainsi qu'une réaction consécutive et les
phénomènes rémittents ou intermittents, qui se succèdent
jusqu'à la cessation possible de la réaction interne par
l'abolition des conditions vitales, suite de la désorganisation des appareils réactifs, d'où, la mort : ou, la prédo-
minance de cette puissance réactive, par le retour gradué
de l'agrégat organique à son mode d'organisation propre normale, d'où, la cessation du trouble morbide et des
accès, ainsi que le retour à la santé par le retour des parties à leur organisation propre ; organisation plus ou moins

(1) Ceux qui voudront en savoir davantage sur ce point n'ont qu'à
consulter les ouvrages de M. Ch. Robin, et sourtout ses leçons sur la
substance organisée et ses altérations.-- J.-B. Baillière. Paris 1866.

diminuée cependant d'intensité, mais, étant restée dans les limites d'organisation entre lesquelles la vie peut encore se manifester.

Cette manière de comprendre et d'expliquer le phénomène me paraît plus en rapport avec les données récentes de l'organicisme des CL. BERNARD, des ROBIN, des BERTHELOT, des WURTZ, des ROSTAN, des MARCHAL de CALVY, des GUÉRIN, des PIORRY et des BLAINVILLE qui avaient précédé l'époque où ils pouvaient être appréciés convenablement, des ANDRAL, des GAVARRET, des BOUILLAUD etc., etc. — Je demande pardon aux intelligences d'élite que j'oublie, l'énumération en serait trop longue, — que cette espèce de jeu de cache-cache entre les tissus et un poison censé toujours persistant dans l'organisme ; n'agissant que de temps en temps ; *faisant le mort* comme le chasseur de la fable au moment du danger et de l'incendie occasionné par lui, pour reparaître et sortir de sa cachette inerte et insensible à sa présence, lorsque cet incendie est sur le point de cesser. Manière, figurée sans doute, mais évidemment peu scientifique de démontrer et d'expliquer le phénomène intermittent.

Un point important de pathologie, dont la non-conception fait prendre une fausse direction aux interprètes de ce phénomène, est celui-ci :

Les accès qu'on observe après l'apyrexie font croire que le miasme paludéen, une fois introduit en nous, y persiste pendant un temps plus ou moins long. Eh bien ! C'est selon nous une erreur grave, cause de toutes les erreurs pathologiques et thérapeutiques que l'on a commises. Le miasme modifie l'organisme ; il s'use en produisant cette modification, et il ne reste après lui que la modification morbide qu'il a produite, et elle dure jusqu'à ce qu'on soit parvenu à la faire cesser en soutenant les conditions vitales de l'organisme par des agents ou moyens convenables ; de sorte que toute bonne thérapeutique en pareil cas doit avoir pour but d'agir contre cette modification

morbide persistante et réelle, et non contre une cause qui
a existé, mais qui n'existe plus si l'on est en dehors de la
sphère d'action du lieu qui la produisit, surtout.

En comprenant et en expliquant l'intermittence, ainsi
que nous le disons, on se rend parfaitement raison des
différentes nuances de ce phénomène étonnant et inexpli-
qué d'une manière satisfaisante jusqu'à présent ; telles que
la *période de latence*, celle de la rémittence, et les fièvres
paludéennes au type continu.

Expliquons d'après notre organicisme, — qui n'est pas
autre que celui de MM. ROBIN, CL. BERNARD, que j'avais
instinctivement deviné sans pouvoir l'exposer et le prouver magistralement comme eux, (1) — la *période de latence*,
et le reste n'en sera qu'une déduction simple et facile.

« Vous séjournez dans un pays marécageux, vous parais-
sez intact lorsque vous le quittez ; vous interrogez votre état
sanitaire, et tout paraît pour le mieux ; cependant le poison
paludéen a pénétré dans vos *veines*, mais il *sommeille* encore; rien, en un mot, qui annonce la présence de l'ennemi,
et il faut quelquefois un temps considérable avant que ses
manifestations plus ou moins graves, viennent mettre fin à
cette temporisation perfide. » Voilà le langage figuré dont
se sert le docteur BOURGOGNE pour donner une idée de la
période de latence qu'il appelle « un mystère que comme
beaucoup d'autres nous chercherions *en vain* à pénétrer. »

En vain !... autrefois, sans doute, mais aujourd'hui que
la médecine a compris que ce qu'on l'obligeait de regarder
comme accessoire est, au contraire, l'essentiel pour elle;
ce n'est pas en vain qu'en sonde ce mystère et tant d'autres.
En suivant, donc, l'ordre des idées qui nous ont servi à expliquer le phénomène intermittent en général, voici comment nous comprenons ce prétendu mystère.

(1) Voir ma profession de foi médicale. -- *Union médicale* de la SEINE-
INFÉRIEURE, n° 12, 15 octobre 1864. ROUEN.

Tant que vous séjournez dans un pays marécageux, l'action des miasmes qu'il fournit est incessante, ainsi que la modification morbide ou anormale qui en est la suite ; donc, établissement d'un mode de vitalité correspondant à cette modification morbide ou anormale générale ; diminution de cette vitalité, mais vie relative et continue tant que l'altération organique n'est pas complète.

En sortant de ce pays marécageux, moins *vivant*, plus mal organisé que lorsque vous y êtes entré ; portant avec vous la modification morbide que vous y avez contractée, vous n'êtes plus soumis à l'action des miasmes qui la produisirent, et les conditions vitales internes, que nous portons en nous par le fait seul de notre organisation propre, n'étant plus empêchées d'agir pour faire remonter l'agrégat organique au type voulu par la puissance relative de cette organisation, et aidées par les meilleures conditions vitales externes du nouveau milieu dans lequel vous vous trouvez, tendent à ramener l'agrégat organique au type normal qu'il avait avant la mise en rapport avec les agents qui l'en ont fait déchoir, et le phénomène morbide intermittent se déclare, plus ou moins longtemps après la cessation de l'action incessante du poison modificateur, selon les individus, les lieux, la puissance du milieu extérieur, etc., et il poursuit ses périodes, ainsi que nous l'avons dit en parlant de l'intermittence en général. Voilà pour la *période de latence*.

Quant à la rémittence, toujours avec le même ordre d'idées, on s'en rend raison en reconnaissant une modification morbide plus profonde ; pas assez, pourtant, pour faire passer l'agrégat organique à l'état de combinaison inorganique, et pouvant permettre aux conditions organiques du milieu interne de lutter, et de déterminer par *accès*, comme dans l'intermittence franche avec apyrexie, le retour graduel de l'agrégat organique a son type individuel relatif, par conséquent, d'organisation normale.

16

Pour ce qui est des fièvres paludéennes au type continu,
voyons ce qu'en dit Torti, et expliquons-le aussi par notre
manière organicienne de comprendre le phénomène intermittent. « les fièvres continues, dit Torti, sont celles qui
ne sont marquées par aucune exacerbation, ni aucune ré-
mission appréciable ; et qui ne consistent, depuis le commencement jusqu'à la terminaison, qu'en un seul accès ;
et affectent une continuité parfaite, soit que celle-ci reste
toujours uniforme , soit qu'elle aille toujours en diminuant ou en augmentant. »

Eh bien ! cela ne me semble pas meilleur ni plus satis-
faisant que ceci : dans ces fièvres à type continue la modification morbide produite dès le premier accès, persiste
d'une manière égale pendant plus ou moins longtemps,
jusqu'à ce qu'elle soit suivie : 1° de la désorganisation de
l'agrégat organique, cette modification augmentant dans
son propre sens parce qu'elle ne peut pas être changée
par les conditions vitales internes : ou, 2° du retour de cet
agrégat à son type normal d'organisation, cette même modification diminuant d'intensité à cause de la puissance or-
ganisatrice des conditions vitales du milieu interne, qui
surpasse alors la puissance désorganisatrice de cette modification morbide produite par les agents pathogénésiques
à l'action desquels l'organisme a été soumis.

Au lieu de penser et d'agir ainsi, on a en vue le poison et
sa présence dans l'organisme, et l'on cherche un neutralisant ou un modificateur de ce poison, sans s'inquiéter de
l'altération organique qu'il a déterminée et qui seule constitue le mal. Voilà comme on erre en pratique quand on
erre en théorie.

Tout ceci me rappelle un fait tellement inexplicable sans
notre manière de penser, et tellement confirmatif de cette
vue physiologico-pathologique, que je ne puis pas m'empêcher de le rapporter. C'est même à sa suite que l'opinion que
j'émets ici naquit en moi, car seule elle peut l'expliquer.

Un jeune garçon de quinze ans environ, allait prendre un bain de mer sachant à peine nager. Il était tout nu sur un rocher pointant sur un bas fond d'un bord de mer aux environs de Toulon. La mer était belle mais un peu houleuse par suite d'un fort vent d'Est qui avait régné naguère. Une vague profonde, comme il en existe après la cessation d'un coup de vent, vint se briser sur le rocher en question en couvrant entièrement le corps du jeune homme, et en le roulant sur la grève. La peur et l'impression inattendue et subite du froid relatif qu'il éprouva, le rendirent malade, et il eut des accès intermittents francs comme s'il avait subi l'influence d'un miasme marécageux ; accès que je fis cesser par un traitement convenable, dans lequel le sulfate de quinine entra forcément.

Évidemment ici les causes, qui furent la peur et le froid, n'existaient plus ni en dehors ni en dedans de lui, et cependant des accès périodiques se manifestaient et ne cessèrent que par les moyens nécessaires pour enrayer des accès produits par une cause toute différente, telle qu'un miasme marécageux, par exemple, qu'on aurait pu croire, toujours existant dans l'organisme, et réagissant morbidement et périodiquement sur cet organisme présentant des accès semblables. Évidemment ici il n'existait plus, après l'évènement, que la modification organique anormale produite par les causes insaisissables, *peur et froid*, et cependant des accès intermittents avaient lieu ! donc, l'intermittence n'a pas toujours besoin d'une cause morbide externe persistante pour se manifester ; donc la modification morbide interne déterminée par une cause pathologique externe ou interne quelconque suffit, toute seule, pour la déterminer : et comme une cause pathologique externe peut être absente après la modification morbide interne qu'elle produit dans les affections intermittentes, et que une modification morbide de l'organisme ne fait jamais défaut dans ces affections, il s'ensuit que cette mo-

dification morbide intime qui est toujours présente dans
ces affections intermittentes, en se conduisant selon le mécanisme physiologique que j'ai indiqué, est plutôt la seule
cause de l'intermittence, que les causes externes qui n'existent et n'agissent qu'aux moments de leur absorption par
l'organisme, et qui sont ordinairement absentes après
leurs premiers effets déterminés, et pendant la longue série, souvent, des accidents intermittents qui succèdent à
leur influence momentanée. Je donne ma façon de penser
en attendant mieux : Tout en faisant observer que le fait
cité ne permet pas de penser autrement.

La digression a été un peu longue, son importance
me la fera-t-elle pardonner? Je le désire, et l'espère.

*4° « La maladie n'a pas été importée, elle est née sur
place.*

La seule circonstance que les partisans de la transmission et de l'importation pourraient invoquer, est l'arrivée du navire la *Virginie*, parti de Marseille le 3 septembre en plein choléra, et arrivé à la Pointe à Pitre le 9 octobre. 46 jours de traversée. Santé parfaite à bord. Pas de
passagers. 12 à 15 hommes d'équipage, pas d'encombrement par conséquent; chargement, pâtes d'Italie, beurre,
vins, sucre, etc.

La maladie a commencé le 22 octobre, c'est-à-dire treize
jours après l'arrivée de la *Virginie;* treize et quarante-six
font cinquante-neuf jours après le départ de Marseille !
Nous sommes bien loin des limites posées par M. W... à la
persistance de la puissance du poison cholérique, qu'il fixe
de trois à neuf jours après son émission ; et à sa formation
par le contact de l'air avec les déjections cholériques, qui,
du reste, n'ont pas existé ici ; ainsi que de la nécessité de
la condensation des effluves cholériques pour qu'ils puissent
agir.

La maladie a commencé pendant que la *Virginie* déchargeait, sans que les déchargeurs aient été cholérisés ; du reste, de semblables arrivages avaient eu lieu à la MARTINIQUE, à la GUYANE, à l'île St-THOMAS, etc., sans que le plus petit choléra s'y soit montré. Est-ce assez d'insuffisances et de contradictions pour l'opinion contagionniste ?

Les nègres y sont surtout atteints ; or, personne n'ignore que les nègres, dans les colonies, ne respirent pas le meilleur air, ne mangent pas les meilleurs morceaux, ne jouissent pas du meilleur confortable, ne font pas le moins d'excès, etc.

M. PELLARIN a fait une autopsie, et il en rend compte à son frère ; ce qui prouve que la contagion n'y est pas plus certaine que l'importation. Elle a commencé à sévir à la POINTE, *mais les cas sont très-rares dans les rues saines, et il n'y a eu aucune mortalité !* Est-ce clair et probant contre la contagion et pour l'utilité absolue d'une bonne hygiène (1) ?

J'ai beau chercher dans tous ces faits quelque chose qui puisse faire sourire les contagionnistes et les promoteurs de la transmission. Rien ! rien! toujours rien.

Peut-être, dira-t-on ; mais les marais et leur voisin le cimetière existaient depuis longtemps à la GUADELOUPE, et cependant, une explosion semblable n'avait jamais eu lieu? A cela je répondrai : c'est que jamais les effluves de ces marais n'avaient eu pour auxiliaire un état *des airs* semblable à celui qui existe depuis un certain temps dans *les airs* de la terre : sans cet état, ces effluves auraient continué à rendre malades, à leur manière, plus ou moins, et partiellement les personnes soumises à leur influence ; et cet état, — pas assez fort pour empêcher la vie partout, car sans cela l'espèce à laquelle nous appartenons, disparaîtrait en entier, — ne se fait qu'à peine sentir là où des

---

(1) Communication de M. FÉE à l'Académie. *Courrier de l'Union,* 146. -- 1865.

causes morbides locales ne lui viennent pas en aide ; et se fait sentir violemment, au contraire, plus ou moins, là, où des causes morbigènes existent et travaillent comme elle à la démolition, ou au moins, à l'altération plus ou moins profonde des organismes humains.

Un retour à l'étude du livre *des airs, des lieux et des eaux,* et du dogme des constitutions médicales qui en fut une conséquence logique, peut seul donner des idées justes sur les épidémies, tant locales que générales ; et faire disparaître ces doctrines écourtées, insuffisantes, si nuisibles à la médecine et aux populations émues, indécises et terrifiées par l'ignorance des vraies causes et de la vraie puissance des fléaux qui les déciment.

La nécessité d'admettre une éclosion spontanée d'une épidémie, mieux d'une endémie devenue épidémique par le fait d'une constitution médicale particulière à notre époque, naît donc, du développement du choléra à la GUADELOUPE ; et, de ce que les preuves données par les contagionnistes sont évidemment entachées d'insuffisance et d'observation superficielle et incomplète ; et je me demande si l'on dira encore que M. GORLIER a eu tort d'entrevoir et d'affirmer l'existence flagrante d'une cause générale existant partout ?

Mais, ne nous faisons pas illusion cependant. BACON nous a prévenus. On ne renonce que bien difficilement aux *idoles de la caverne,* plus difficilement encore à celles du *forum* et du *théâtre,* pour lesquelles l'esprit humain, faussé dès l'enfance, a plus de penchant que pour les notions et les principes formés au moyen d'une induction légitime, qui est le seul remède certain pour faire s'évanouir toutes ces fausses pensées, nées d'une fausse éducation, d'une fausse dialectique, et d'une fausse philosophie ou méthode : toutes choses données et fournies par notre ignorance première des vraies causes des phénomènes admirables et infinis, qui, en nous éblouissant, nous font prendre une route qui n'est pas celle de la vérité ; et de laquelle, une fois y étant engagés, nous ne pouvons plus sortir, tant sont considérables les obstacles que les préjugés, l'habitude et les faux errements provenant d'une insuffisante éducation accumulent derrière nous.

Ne nous faisons donc pas illusion, les *transmettistes*, trouveront bien, au moyen de toutes leurs idoles et en continuant à chercher la science dans leurs petites sphères et non dans la grande sphère universelle, « in *minoribus mundis, et non in majore sive communi.* » (1), Une raison quelconque pour dire à M. L'HERMIMIER, « vous vous trompez ! d'après *nos idoles* le choléra n'a pas pu naître spontanément à la Guadeloupe. » Il leur faut si peu pour paraître convaincus ! un oiseau qui a dû y arriver quoique personne ne l'ait vu, et qui pu a apporter dans son plumage quelques atômes d'un poison, qu'ils disent, autre part. ne pouvoir agir que lorsqu'il est concentré en masse ; une bande d'ovules de l'animal inconnu, mais qui *doit* exister pour le besoin de la cause, (*in minoribus mundis* etc.), voyageant à la manière des œufs de M. PASTEUR !... et les vents ! donc ? auxquels nous ne pensions pas ! mais c'est évident ! ces vents soufflent toujours de l'Est à l'ouest ; de l'AFRIQUE vers l'AMÉRIQUE entre les deux tropiques au milieu desquels se trouvent les ANTILLES ; l'air de cette région torride entraîné vers l'AMÉRIQUE par ces vents est remplacé par celui de l'AFRIQUE, qui entraîne celui de l'EGYPTE, de la MECQUE et du GANGE etc. Voilà *sans doute*, la voie suivie par le poison cholérique ; c'est trop clair, et M. L'HERMIMIER s'est fait illusion. On ne pense jamais à tout. Donc l'importation a eu lieu, et avec elle la contagion et l'infection sont hors de doute ; et tout le monde de répéter ; c'est vrai ! le choléra est décidément transmissible et contagieux. *Bene ! Bene ! respondere.*

Cela vaut selon nous l'orage apporté dans la poche des

(1) BACON, d'après HÉRACLITE.

visiteurs d'une contrée calme qui se déclare dès leur arrivée dont nous parlons plus loin, et nécessite une citation un
peu longue de BACON, mais dont les enseignements sont si
grands, que les lecteurs de bonne foi me la pardonneront.

« L'esprit humain , dès qu'une fois certaines idées l'ont
séduit soit par leur charme , soit par l'empire de la tra-
dition et de la foi qu'on leur prête , contraint tout le reste
à revenir à ces idées, et de s'accorder avec elles ; et quoique les expériences qui démentent ces idées soient plus
nombreuses et plus concluantes , l'esprit , ou les néglige ,
ou les méprise , ou par une distinction les écarte et les rejette , non pas sans un très-grand dommage ; mais , il
faut bien conserver intacte toute l'autorité de ces préjugés
chéris.

« J'aime beaucoup la réponse de celui à qui l'on montrait
suspendus dans un temple, les tableaux votifs de ceux qui
avaient échappé au péril du naufrage, que l'on pressait de
déclarer devant de tels témoins s'il reconnaissait la provi-
dence des dieux ; et qui repartit : « *Mais où donc a-t-on
peint ceux qui malgré tous leurs vœux, périrent ?* » C'est ainsi
que procède toute superstition ou préjugé, et les hommes
enchantés de ces sortes de chimères, tiennent note des pré-
dictions réalisées, mais de celles bien plus nombreuses
que l'événement déçoit, ils ne tiennent compte et passent
outre : c'est là un fléau qui pénètre bien plus subtilement
la philosophie et les sciences : dès qu'un dogme y est reçu,
il dénature tout ce qui lui est contraire, quelque force et
raison qu'il y rencontre, et le soumet à sa mesure, et quand
bien même l'esprit n'aurait ni légèreté ni faiblesse, il conserve toujours une propension dangereuse à être plus vivement frappé d'un fait positif, que d'une expérience négative, tandis que régulièrement il devrait prêter autant de
crédit à l'une qu'à l'autre, et qu'au contraire, c'est surtout
dans l'expérience négative que se trouve le fondement des
véritables principes. (BACON, *Novum organum*).

Evidemment BACON ne pensait pas que l'exception est la
règle. Ce n'est pas lui qui eut dit qu'un seul fait positif
enlève toute valeur aux faits négatifs quel qu'en soit le
nombre.

Ce passage vaut tout un livre de philosophie pratique. Il
vaut principalement tout le mien, car d'un bout à l'autre je
ne cherche à démontrer que cela. Je suis donc d'accord
avec BACON, et cette autorité en vaut bien un autre, ce me
semble.

Ce qui précède était écrit depuis longtemps, lorsque mes
journaux m'ont appris, à la date du 11 janvier 1866, c'est-
à-dire, plus de trois mois après le développement du choléra à la GUADELOUPE, que cette maladie venait d'envahir
la plupart des ANTILLES, et que, comme nous l'avions prévu
et comme BACON dit qu'il arrive toujours sous l'influence
d'une IDOLE chérie, les contagionnistes croyaient encore
triompher à leur manière, c'est-à-dire en observant légèrement et incomplètement les faits, et en ne tenant pas
compte de ce qui manque à ces faits, pour qu'une induction
légitime puisse en être déduite : mais comme dit BACON, « il
faut bien conserver intacte toute l'autorité d'un préjugé
qu'on a fait sien ! » Ils ne se déconcertent pas ; faisons
comme eux, et admirons leur persévérance digne d'une
meilleure cause, en les priant de vouloir bien, sinon admi-
rer mais pardonner la nôtre.

Le choléra, d'après les journaux de la GUADELOUPE et de
la MARTINIQUE, a envahi la plupart des ANTILLES, et voici
comment et pourquoi selon nos antagonistes :

Le navire la *Virginie*, dont nous avons déjà parlé, quitte
Marseille le 3 septembre 1865 ; il arrive sain et sauf à la
POINTE-A-PITRE (*Guadeloupe*) le 9 octobre, sans malades,
sans encombrement ; le choléra éclate à la GUADELOUPE le
22 du même mois, 13 jours par conséquent après l'arrivée
de la *Virginie*, pendant qu'on décharge le navire, et, TOUT
PRÈS du lieu de déchargement. Ce TOUT PRÈS est là pour le

besoin de la cause, nous le verrons bientôt. Donc, le choléra
a été importé à la GUADELOUPE par la *Virginie !*... Vraiment il n'est pas possible de ne pas penser de nouveau et
sans le vouloir au *benè ! benè ! respondere !*

Car, enfin, une observation et un raisonnement semblables valent autant que la remarque et le raisonnement
suivants que feraient les habitants d'un lieu quelconque,
jouissant depuis longtemps d'un ciel pur et d'un calme complet, et qui, après avoir été visités par une famille étrangère
subiraient un violent orage de suite après l'arrivée de ces
étrangers, diraient : « Ces funestes visiteurs nous ont amené
l'orage, sans eux, notre atmosphère eût toujours été pure,
chaude et calme ! »

Mais vous ignorez donc les exigences voulues par la logique et par le simple bon sens pour qu'une observation soit
valable ? Vous voulez prouver que le choléra est contagieux
et infectieux, qu'il est transmissible, et vous vous appuyez
sur un fait qui ne présente ni contact, ni infection, ni transmission avérée, visible, possible à constater ! Imitez donc le
docteur L'HERMINIER qui, étant sur les lieux, et en dehors
de toute préoccupation systématique, mais dominé par l'é-
vidence du moment, s'écrie : « Ah ! par exemple, voilà bien
une introduction sans introducteur, et une spontanéité parfaitement claire ! » Et souvenez-vous dorénavant davantage
des recommandations expresses de BAGLIERI : « *Que les
observations ne veulent pas seulement être comptées, mais
pesées !* »

Comment ! la *Virginie* n'a pas le choléra à bord ; son
équipage est sain ; ses marchandises ne peuvent pas même
être classées parmi les objets suspects ; treize jours après
son arrivée, le choléra éclate, non pas à bord, non pas dans
les maisons qui ont été fréquentées par les hommes de
l'équipage, non pas sur ces hommes ; mais dans des *marais*
avoisinant un *cimetière ;* (voilà le *tout près* intercalé dans
l'explication du fait, pour le besoin de la cause,) et vous

voulez que nous croyions que c'est la *Virginie* qui a importé le choléra à la GUADELOUPE ?... Mais il n'est pas possible que cela vous soit accordé par toute personne dont l'intelligence n'a pas subi une altération plus ou moins profonde, et qui peut encore un peu réfléchir !

Si le choléra avait existé à bord de la *Virginie*, si immédiatement après son arrivée, la maladie s'était déclarée sur les personnes ayant visité, touché, fréquenté la *Virginie*, ou les hommes et les choses de ce bâtiment, j'avoue que, malgré le cimetière, une seule observation semblable suffirait, non-seulement pour ébranler ma conviction mais pour la faire cesser, malgré que tout recours aux coïncidences et à la maturité des prédispositions maladives pouvant donner prise à la cause générale existant, aux ANTILLES comme partout ailleurs, pût encore avoir lieu, — car il n'est pas de localités qui ne soient entourées et influencées par une partie du milieu cholérique qui entoure la terre entière, dans cette époque de transition pour tout où nous nous trouvons malheureusement, — et cependant, malgré ce recours encore possible, la preuve contraire à notre opinion paraîtrait à tout le monde, et à moi-même, tellement puissante que je craindrais de passer pour un mauvais sophiste, si je persistais à ne pas reconnaître l'écrasante valeur d'un tel fait.

Mais rien de tout cela ne se présente dans le fait cité, pas plus que dans aucun de ceux que mettent en avant nos adversaires, ainsi que nous le verrons bientôt encore. Dans tous, nous voyons des éclosions à distance, çà et là, loin des malades, simultanément ; les personnes qui visitent, qui touchent les objets ou les individus suspects ou même malades ne pas le devenir en général, et celles qui s'en éloignent ou qui en sont séparées par des distances souvent très-grandes, être atteintes d'un mal pour l'obtention duquel elles n'ont rien fait de visible : ici, pour le cas de la *Virginie*, nous voyons que le meilleur moyen pour ne pas

être cholérisé aurait été de se rendre à bord du bâtiment
qui est censé avoir apporté la maladie, et vous voulez que
nous pensions comme vous? Mais encore une fois cela n'est
pas possible. Rien de ce que ce fait apprend ne peut nous
rendre assez.... croyant pour cela. Le Vieux de la Mon-
tagne pourrait seul exiger une telle abnégation, une semblable soumission.

Et maintenant, on comprendra que nous ne disions rien
de ce qui s'est passé dans les autres ANTILLES, telles que
la DOMINIQUE et MARIE-GALANTE, puisque les choléras
qu'on y a observés sont dits avoir été importés de la GUA-
DELOUPE, et que cette dernière île n'a pas plus pu le leur
transmettre qu'il ne lui avait été transmis par la *Virginie*.

A la GUADELOUPE, comme dans les autres ANTILLES, l'é-
poque de la maturité des dispositions individuelles à la maladie, déterminées par les causes locales et individuelles
qui y existent, — comme partout ailleurs où l'hygiène est
négligée, — était arrivée, et le choléra s'y est déclaré spontanément, comme l'a dit M. LHERMINIER; et son développement a présenté des coïncidences qui ont pu faire croire,
quand on observe légèrement, à des contagions, à des infections, à la transmission enfin. Malheureusement pour
l'opinion contagionniste, le premier navire dit *importateur*
n'a pu être déclaré tel qu'en faisant violence au bon sens,
à la logique, aux règles les plus ordinaires posées par nos
maîtres pour constituer un fait, principe ou cause acceptable. Si, par malheur, la *Virginie* fut arrivée à la GUADE-
LOUPE avec le choléra à bord, et que les premiers cas observés dans l'île se fussent montrés chez des visiteurs dudit
navire, il eût été bien difficile de couvrir leur chant de
triomphe : heureusement qu'il n'en a pas été ainsi. Dieu
ne protége pas seulement l'innocence, il laisse toujours levé
un coin du voile qui cache la vérité à nos yeux, jusqu'au
moment où la vraie science pourra le soulever en entier.

Mais, nous dira-t-on sans doute, toutes les ANTILLES

n'ont pas le choléra; celles qui en sont exemptes paraissent le devoir à des mesures sanitaires *sévères*, à un isolement absolu ?

Si nous avions pu nous faire comprendre, ces exceptions prouveraient plutôt la vérité de notre façon de penser que sa faiblesse. Selon nous le choléra n'est déterminé que par une cause générale qui, toute seule, n'a pas assez d'activité pour rendre mortellement malade; les preuves en sont partout dans mes écrits : les plus simples précautions hygiéniques générales ou privées suffisent pour empêcher ou arrêter le mal, en détruisant les causes secondaires locales ou individuelles, dont la cause générale a besoin pour produire tout son effet. Quand une localité a peur, des mesures sanitaires, souvent excessives, sont prises ; les lieux s'assainissent comme par enchantement ; les hommes y sont plus sages, plus sobres, plus attentifs aux recommandations prophylactiques ; les causes locales et individuelles auxiliaires indispensables de la cause efficiente disparaissent, et un temps d'arrêt dans la marche du fléau s'observe.

Les ANTILLES non atteintes ont peur ; elles agissent en conséquence, et la cause générale qui les menace toujours, ne les atteindra que lorsqu'elles cesseront de se conformer aux lois d'une bonne et sévère hygiène. seul remède prophylactique, seul auxiliaire puissant et réel pour la thérapeuthique du mal une fois déclaré. Il y a de la suite dans ce raisonnement; il est surtout une induction légitime d'un fait principe admis, qui ne lui permettrait pas de relier tous les faits d'une manière aussi claire et aussi logique s'il n'était pas lui-même une vérité positive.

————

Nous venons de dire, qu'aucun des cas mis en avant par nos adversaires pour prouver leur opinion, ne présente cette largeur de vue et ce respect absolu des règles

d'une bonne et irréfutable observation, tracées par nos
maîtres ; que dans tous, il existe des oublis étonnants, des
négligences majeures qui les rendent impropres à prouver
ce que l'on voudrait démontrer par eux. Il serait trop long
de les rapporter tous, contentons-nous de faire observer
les lacunes et les exagérations des principaux. Par le peu
de valeur que nous serons forcés de lenr reconnaître,
nous jugerons de celle de ceux qui sont d'une importance
moindre

EXTRAIT *du travail du docteur* FOISSAC *sur l'origine,*
les causes et le mode de propagation du choléra.

—

En 1819, et le 20 septembre, la frégate la *Topaze*
quitte CALCUTTA où *régnait* le choléra : donc, selon nous,
les conditions du choléra existaient dans le monde, dans
les airs de notre terre ? C'est ce à quoi nos adversaires
n'ont jamais pensé ; et cette négligence fait qu'ils se dé-
battent au milieu de faits contraires à leur opinion, qui
les étonnent sans les arrêter dans leur route pour la
recherche des moindres apparences favorables à leur
opinion, et des explications les plus subtiles, les moins
basées, et souvent les plus contraires à leurs prémisses.

Continuons : Pendant la traversée plusieurs matelots eurent le choléra. Elle aborde à MANILLE et à MAURICE.
La maladie se déclare à PORT-LOUIS (*Maurice*) où, en six
semaines, elle fait 7,000 victimes, d'autres disent 20,000
(ce qui prouve de bien grandes et nombreuses prédispositions). Du reste, rien, dans le travail de M. FOISSAC,
de précis sur la manière dont la communication du mal a
pu se faire de la frégate à la population. La frégate eût-
elle l'entrée de suite ? Les premières personnes atteintes
l'ont-elles été par leurs rapports avec des hommes ou des
choses de l'équipage ? Rien ! Au lieu de tout cela nous trou-

vons que la maladie éclata soudainement *dans plusieurs quartiers à la fois*, et non de proche en proche : que des négresses qui séjournèrent à bord n'en furent pas atteintes ; qu'elle ne fut pas plus prompte ni plus violente dans les environs du campement de l'équipage ; et qu'elle attaqua principalement les individus mal logés, mal nourris, mal vêtus ! observons que c'est toujours ce qui arrive partout.

En vérité, si j'étais contagionniste je préférerais avoir en faveur de mon opinion des faits ayant la force des derniers plutôt qu'une simple coïncidence entre l'arrivée de la frégate et le développement de la maladie dans l'île. D'après les recommandations expresses de BAGLIVI, continuons à peser les faits seulement comptés par nos adversaires, et par M. G" de C. en particulier pour l'épidémie actuelle de Marseille.

En apprenant que le choléra est à MAURICE, le gouverneur de la RÉUNION prit les précautions dictées par les lois sanitaires, (ce qui suppose des précautions hygiéniques, qui, d'après notre manière de voir diminuent les prédispositions à toute maladie, au choléra par conséquent), après deux mois de ces précautions, des nègres de traite enlevés de MAURICE le 7 janvier, furent introduits à la RÉUNION dans une habitation voisine de ST-DENIS, le choléra y parut, et huit esclaves y périrent dans la journée du 14. ST-DENIS émigra presque en totalité et le choléra n'atteignit que 256 personnes. Voilà encore des faits qui sont assez mal précisés pour que nous ne nous en contentassions pas si nous étions contagionnistes; et en effet, nous venons de voir que le choléra avait apparu conjointement avec l'arrivée de la *Topaze* à MAURICE, sans faire connaître le jour de l'arrivée de la frégate, le choléra y dura six semaines, et le 7 janvier des nègres partirent de MAURICE pour ST-DENIS. Le choléra était-il encore à MAURICE le 7 janvier ? Les nègres qui en sortirent à cette époque avaient-ils le choléra lorsqu'ils arrivèrent à ST-DENIS ? Rien ! rien ! Comment alors

être certain que le choléra de St-Denis leur est dû ? tout
cela n'est pas aussi clair que lorsqu'on voit un médecin
soigner, médicamenter un cholérique, dix, vingt, trente
cholériques, puis en autopsier minutieusement plusieurs,
comme nous avons pu le faire et tant d'autres aussi, sans
rien éprouver ! et si j'étais contagionniste je voudrais bien
que les preuves données en faveur de mon opinion fussent
aussi indiscutables. La question est assez majeure pour que
sa solution n'ait lieu que par des raisons irréfutables. Et
cependant tous les faits mis en avant pour la résoudre dans
le sens de la transmission laissent toujours au moins autant à désirer. En voici encore un exemple : le 24 mars
1854 (1), le navire anglais le *Sullany* chargé de *coolies* ou
laboureurs indiens, dont quelques-uns ont le choléra,
arriva à MAURICE ; on lui fit subir une quarantaine d'observation en tête de rade. *Un mois après* le choléra écla-
tait à St-Louis. Évidemment dans ce cas la transmission
n'avait pas été immédiate, si cela suffit aux partisans de
la contagion ou de la transmission, ils ne sont pas difficiles.

A côté de ces faits incomplets et insuffisants nous trouvons d'abord tout ce que j'ai dit, et tout ce qu'on peut dire
contre la contagion ou la transmission ; et ce ne sont pas
quelques faits seulement glanés çà et là, qui sont à leurs
contraires dans la proportion de un à des millions, (pro-
portionnalité qui ne saurait avoir le dessus sur celle qui
résulterait du renversement du rapport, à moins de déclarer franchement, que la logique ne doit plus être regardée

(1) En 1854 c'est-à-dire trente-cinq ans après la première épidémie
éprouvée par MAURICE et attribuée à la *Topaze* !... Pourquoi donc . le
signataire de l'article : « communications sur le choléra» *Union* 149
1865, dit-il, en parlant de ce fait : « voici la continuation de l'histoire
des exploits de la *Topaze* ? » Croirait-il que la *Topaze* aurait introduit
dans MAURICE un germe cholérique, auquel il aurait fallu trente-cinq
ans d'incubation ? ce serait fort ! ce serait plus étonnant que les germes cholériques de la salle *St-Michel* à la Charité, qui n'avaient qu'un
an d'existence.

comme la première condition pour rendre une opinion acceptable), qu'on peut nous opposer : puis, l'immense généralité des cas présentés par toutes les épidémies, et qui ne
peuvent être expliqués que par la non-contagion et ses suites :
tels que les faits généraux ou locaux suivants, que l'on trouve
aussi dans les considérations précitées de M. FOISSAC, ou
ailleurs ; à savoir : une manifestation de l'épidémie cholérique dans presque toute l'ASIE, en AFRIQUE, en AMÉRIQUE,
dans l'OCÉANIE, partout enfin, presque en même temps, ou
par sauts et par bonds, sans toucher les pays intermédiai-
res ; en été comme en hiver, en automne comme en prin-
temps ; sans irradiation régulière constante : puis encore,
des communications d'une évidence incontestable, telles
que le mélange de troupes cholérisées avec des troupes
non malades mais occupant des localités saines, ne rien
produire de fâcheux sur ces dernières, après avoir paru
infecter d'autres lieux malsains : A CALCUTTA, sur 250 médecins se trouvant en plein foyer épidémique, trois seulement avoir le choléra, et un seul succomber ; presque partout le corps médical présenter de rares victimes, tandis qu'à
TOULON, ville modèle pour l'infection, douze médecins pé-
rir en 1835 ; à PARIS, l'invasion avoir lieu presque en
même temps sur tous les points, &, &, & : toutes circonstances qui nous remettent dans l'obligation de conclure
de nouveau que la contagion, l'infection et la transmission
ne peuvent pas être données comme l'expression d'une théorie admissible pour l'explication des phénomènes contradictoires qu'on rencontre dans toute épidémie, puisque les faits
forcent d'être tantôt contagionniste et tantôt non ; d'admettre parfois l'infection et de reconnaître plus souvent qu'elle
est sans effet ; de pouvoir attribuer quelquefois à la transmission les résultats observés, et d'être obligés plus souvent
d'avouer qu'elle n'a été pour rien dans ce qu'on voit.

Dire que la contagion, l'infection et la transmission sont
prouvées par le seul fait de la *Topaze*, parce que le choléra

s'est déclaré dans l'île MAURICE après son arrivée, en écla-
tant soudainement dans plusieurs quartiers à la fois, et non
en se répandant de proche en proche, et en épargnant les
négresses qui séjournèrent à bord ; en ne se montrant ni
plus promptement, ni plus violemment dans les environs
du campement de l'équipage ; en n'attaquant principalement que les individus mal logés, mal nourris, mal vêtus,
exténués par la misère, c'est être aussi peu conséquent,
aussi peu logique, et aussi peu convaincant que ceux qui
prétendraient que la contagion, l'infection et la transmission ne seraient pas évidemment prouvées, si la maladie ne
s'était déclarée que sur les négresses qui séjournèrent à
bord ; si elle ne s'était étendue que de proche en proche ;
si les alentours du campement de l'équipage avaient été
plus violemment attaqués par contact que les autres parties de l'île ; si ces autres parties ne l'avaient été que successivement et par une filiation incontestable ; si les gens
les plus aisés, mais ayant visité et touché les malades de la
Topaze, avaient été atteints ; et si les malheureux, dépour-
vus de tout, et n'ayant eu aucune communication avec la
Topaze n'eussent rien éprouvé !

Veut-on des exemples encore plus clairs de la non-transmission du choléra que tous ceux dont nous avons parlé
jusqu'ici ? Nous en trouvons dans ce qui eût lieu dans
l'INDE en mai 1817, d'après M. ANNESLEY. Un détachement
de quatre-vingt-dix hommes était en marche pour le camp
de SANGAR. Il fit halte à mi-chemin dans une plaine entourée de montagnes et sur le bord d'un lac ; depuis minuit
jusqu'au soleil levant, vingt-quatre hommes furent cholérisés. On transporta les malades à SANGAR, à six milles de
là, cinq moururent en chemin. Une semaine s'écoula à
peine, que le reste du détachement fut à l'hôpital. Eh bien !
ces hommes mêlés aux troupes du camp ne leur communi-
quèrent pas l'infection, et ces derniers ne comptèrent pas
un seul malade !!! Et cependant, ce détachement était au-

trement empesté que les pèlerins algériens ; seulement, il paraîtrait que SANGAR était autrement sain que MARSEILLE. Qui peut ne pas voir ici que le choléra est né spontanément dans la plaine où se fit la halte ? que l'infection, la contagion et la transmission n'ont pas existé, et que si elles n'ont pas existé dans des circonstances aussi belles pour elles, c'est qu'elles n'existent jamais ; et que le choléra n'a éclaté à l'endroit de la halte que parce que des causes locales adjuvantes de la cause générale, qui planait aussi bien à SANGAR que là et qui n'existaient pas au camp, s'y trouvaient ? Nous en trouvons encore, comme partout, dans un travail de M. LINQUETTE, médecin-major de 1re classe, inséré dans le recueil des mémoires de médecine et de chirurgie militaire, intitulé : *Une année en Cochinchine ;* travail où nous voyons :

1° « Que dans ce pays le choléra se développe et se propage souvent parmi les colonnes expéditionnaires, surtout quand la troupe séjourne dans un fort ou dans un village ANNAMITE *toujours encombré d'immondices,* de cadavres d'hommes ou d'animaux. En pareil cas, les accès pernicieux cholériformes sont fréquents. »

Ne voit-on pas ici l'influence puissante de l'encombrement, et des causes infectieuses locales pouvant être résumée par ces simples mots : *viciation du* PABULUM VITÆ ! *impureté de l'air ?*

2° « Que lors de l'arrivée des troupes parmi lesquelles se trouvait M. LINQUETTE, elles trouvèrent celles de l'AMIRAL entassées dans un espace étroit, établies en-dedans et autour du fort dans de petites cases en paille ; que les nouvelles troupes arrivées purent camper en deçà, séparées des autres par un petit *arroyo ;* que ces hommes furent installés dans de vastes cases en bois, très propres et très convenablement espacées, et que, tandis que le choléra sévissait de l'autre côté de l'eau et à deux pas, il ne fit pas une seule victime parmi eux. »

Qui ne voit ici encore l'influence funeste de l'encombrement, de la saleté, de l'air impur et confiné, des causes locales et individuelles, et de l'insuffisance de la cause générale, tuant ceux qui étaient soumis à ces causes secondaires auxiliaires depuis plus ou moins longtemps, et ne pouvant rien sur ces hommes nouvellement arrivés n'ayant subi aucune modification morbide fâcheuse de ces causes locales !

3° « Qu'au camp des LETTRÉS, on avait construit dans le voisinage de vieilles latrines imparfaitement bouchées, deux cases en bois très-grandes et très-élevées où furent logés environ 300 hommes arrivant de France ; que le choléra se déclara presque aussitôt, mais resta confiné dans ces deux cases ; que les fosses furent bouchées avec soin et que l'endémie ne tarda pas à s'éteindre. »

Est-ce clair ? Que les contagionnistes nous donnent des faits aussi probants, et nous nous rendrons immédiatement sans en demander davantage.

4° « Qu'on a observé à SAÏGON, que le choléra attaquait surtout la population qui habite les quais, parce que à marée basse, les berges restent à nu, couvertes de vase et des immondices provenant des barques ANNAMITES qui séjournent en grand nombre sur ce point ! »

Est-ce que ces observations de M. LINQUETTE ne valent pas celles de MM. G. DE C. et W. ? Est-ce qu'on a besoin d'autres preuves pour démontrer tout ce que nous défendons, et surtout l'importance absolue de la pureté de l'air et l'insuffisance de la cause générale toute seule pour produire une épidémie cholérique ? Pour moi des faits semblables me suffisent, et j'ose espérer qu'ils suffiront à bien d'autres.

Est-ce que cette perplexité, est-ce que ces embarras des contagionnistes n'existent pas avec notre manière de penser, me dira-t-on, peut-être ? Dans ce cas, je répondrai, non ! et voici pourquoi.

En admettant une cause générale, que nous avons prouvé

exister d'une manière non équivoque, j'embrasse et je comprends tous les faits généraux, et je les explique sans être obligé de forcer les apparences, ainsi qu'on l'a fait relativement à la *Melpomène*, par exemple, dont nous avons parlé au commencement du *Supplément* ; cas à propos duquel j'ai fait mes réserves contre le caractère absolu qu'on a voulu lui donner en affirmant que les gardes sanitaires, les forçats infirmiers, les gardes-chiourmes venus de TOULON, et mis en rapport avec l'équipage de la frégate, avaient *tous* été atteints, et étaient *tous* morts !.. *tous*, disais-je, n'ont pas dû être malades, *tous* n'ont pas dû mourir, et j'avais raison, car je trouve dans le travail de M. FOISSAC, et d'après le rapport du chirurgien-major M. GUILBERT, que des sept gardes de santé quatre seulement furent atteints et moururent, et rien sur le restant du personnel envoyé de TOULON ; et ces atteintes d'hommes venant de TOULON, — c'est-à-dire d'une ville où existent les plus fortes causes locales de prédisposition à la maladie, — pour se mettre en rapport avec des malades ne doivent pas étonner. Reprenons : sans être obligés, disons-nous, d'éluder les difficultés ; d'admettre ici ce que je suis obligé de rejeter plus loin ; à la halte et non à SANGAR qui n'était qu'à six milles de la halte , ainsi qu'il arrive à toute vue théorique insuffisante. Aux opposants nous dirons : « Lisez et méditez les travaux impartiaux de M. FOISSAC; pesez le pour et le contre qui s'y trouve ; ne vous contentez pas de simples apparences, la question est trop importante pour agir autrement ; veuillez avoir quelque égard pour les opinions d'un observateur qui réfléchit sur le choléra depuis trente ans, qui ne s'en est pas seulement occupé dans le cabinet, et jugez. Quarante-cinq ans d'études, de pratique et de réflexion peuvent apprendre quelques vérités, même en province.

Le signataire du feuilleton d'un journal renommé à juste titre , l'*Union*, N° 144, 1865, avec ce ton superficiel qui convient au feuilleton, mais aussi avec cet aplomb magistral qui ne lui convient pas autant, y dit, à propos des écrits divers que l'épidémie de 1865 a fait naître : « *ce sont moins des explications que des faits qu'il faut pour la solution du problème.* » Comme si l'on pouvait résoudre un problème quelconque sans raisonner, c'est-à-dire sans expliquer les inconnues de ce problème. Mais les faits, du reste, ne manquent pas, le champ médical en est obstrué, ils nous enrayent : car, que valent les faits sans théorie, sans explication ?... Juste ce qu'un diamant brut vaut sans l'apprêt du joaillier. Parez une idole avec des diamants bruts, elle brillera et sera distinguée autant qu'un livre sans le travail du théoricien. Ce ne sont pas les faits qui manquent, répèterons-nous, ils nous embrouillent par leur nombre sur tous les points de la médecine, parce qu'ils sont frustres par une usure empirique et inintelligente. C'est leur explication, leur coordination au moyen d'une vérité théorique, — c'est-à-dire par la partie mathématique de toute science, — qui nous fait défaut ; et la presse médicale qui ne le comprend pas et qui ne le dit pas est un étouffoir, et non une lumière utile à la science, quoique utile à la pratique empirique, c'est-à-dire à cette pratique qu'il est si important de faire disparaître de l'exercice de la médecine. Les faits sans théorie n'ont produit et ne pouvaient produire que l'empirisme, et l'empirisme ne saurait être le dernier mot de la médecine. Il existe une bonne médecine, sans doute, qui ne peut être constituée sans une bonne théorie : cette bonne théorie existe donc aussi bien que la bonne médecine, l'une conduit à l'autre ; cherchons donc sans cesse ces deux vérités, car elles existent, mais pour en venir là, il ne faut pas être imbu de l'idée que la contemplation des faits suffit. Ceux qui penseraient ainsi ne comprendraient ni la médecine, ni ses exigences légitimes, ni notre époque, ni leur devoir. Comme on le voit, nous ne sommes pas de ce nombre, et nous croyons mieux faire en sortant de l'extase empirique ; parce que nous sommes

profondément convaincus, que lorsqu'on ne connaît qu'un
grand nombre de faits sans en connaître la valeur théorique, on ne peut que dire avec MONTAIGNE : « *Que sais-je ?* »
et s'entendre répondre par mille voix, auxquelles se joint
celle de notre conscience même : « *Rien ! rien ! rien !* »
Rien de certain, rien d'important, rien de positivement
utile !

Continuons donc à raisonner théoriquement sur les nombreuses inconnues du problème cholérique, c'est-à-dire à
les expliquer au moyen des données que nous fournissent
la science et l'observation ; et en imitant l'exemple donné
de haut par un maître sympathique à tous, M. le professeur
J. CLOQUET, qui, voulant toujours continuer à déblayer la
voie du progrès dans laquelle il s'est engagé dès les com-
mencements de sa carrière médicale, est venu dire à l'Institut et à l'Académie de médecine ce qu'il pensait sur le
siége du mal, sur la valeur des symptômes et sur le mode
d'influence de l'agent morbide, quel qu'il soit, sur nos organes ; et nous ferons acte de bon vouloir, sinon de haute
intelligence et de talent, en apportant notre part de matériaux pour la construction de l'édifice doctrinal cholérique,
que tout le monde attend des sociétés savantes, qu'on ne
qualifie ainsi et qui ne justifient cette qualification, que
lorsqu'elles comprennent qu'elles ne sont pas seulement
établies pour collectionner des faits, mais pour les expliquer ou provoquer à leur explication.

Quelles sont les inconnues principales du problème cholérique ?

LA CAUSE ; LA MANIÈRE dont le choléra se propage ; LA NA-
TURE de l'altération organique qui le constitue ; enfin LE
TRAITEMENT qui lui convient.

Quelles sont les données au moyen desquelles on peut
essayer la résolution du problème ?

Celles que nous offrent L'ANATOMIE, LA PHYSIOLOGIE, LA
GÉOLOGIE, LA CHIMIE, LE MICROSCOPE.

J'ai essayé, selon la mesure de mes forces, et au moyen de ce que j'en sais, sinon la résolution, mais au moins l'élucidation de toutes ces inconnues, et je crois avoir mieux fait que de me contenter de collectionner des faits sans chercher à faire connaître leur valeur scientifique, qui seule peut conduire à une rationnelle et bonne thérapeutique.

Nous allons donc continuer la réfutation ou au moins la discussion des différentes vues hypothétiques émises sur ces inconnues, et leur réduction à celle que nous croyons seule vraie et utile : en priant les lecteurs de vouloir bien pardonner les redites que les répétitions des mêmes idées contraires à elle, par divers médecins, m'obligent de faire. Si notre façon de penser peut absorber toutes les autres, sans qu'aucune de ces dernières puisse en faire autant de la nôtre, elle devra donc, pour le momment, être déclarée relativement la meilleure et la mieux en rapport avec la science médicale actuelle. C'est là tout ce que je demande. L'ignorance dans laquelle je sais que nous sommes encore des vérités qui président au développement des phénomènes naturels intimes, de ceux que BACON rapporte aux *esprits*, et que le microscope et la chimie sont en train de nous dévoiler, ne me permettent pas de désirer davantage. L'absolu n'est pas de ce monde. C'est à une science et à une satisfaction relatives seulement qu'un homme raisonnable peut prétendre.

ACADÉMIE IMPÉRIALE DE MÉDECINE.

Séance du 7 novembre 1865.

RÉSUMÉ DES FAITS EXPOSÉS PAR M. NONAT, A PROPOS DES FUMIGATIONS CHLORÉES.

1° « *Le choléra n'est pas contagieux en-dehors du foyer de l'épidémie.* »

Il ne l'est même pas dans ce foyer. Les exemples sont tellement innombrables que je me dispense de les rappeler.

S'il paraît l'être dans les foyers, c'est que ces foyers seuls, avec l'intensité de leurs causes secondaires, facilitent le choléra, ainsi que nous l'avons expliqué tant de fois; et que celui qui est atteint, ne sachant pas que c'est le foyer qui a facilité l'atteinte, l'attribue à un contact ; et si le contact fait défaut, à une infection spécifique, non par le foyer, mais par les malades , parce qu'il ignore qu'un foyer d'infection quelconque , augmente l'altération organique des individus, si elle existe, et la fait arriver à ce degré qui permet à la cause générale atmosphérique, seul spécifique auquel on persiste à ne pas penser, de déterminer le degré de lésion de l'agrégat organique qui ne lui permet plus de fonctionner vitalement.

2° « *Le choléra est contagieux par infection, dans le foyer de l'épidémie.* »

Tout cela paraît être le résultat logique de l'observation des faits ; ce n'est que la déduction logique d'une illusion. Eh ! disons donc, qu'il est infectieux seulement ! à quoi bon faire revenir la contagion que l'on rejette ailleurs ? Confondra-t-on donc toujours ces deux mots ? La contagion n'est pas l'infection, pas plus que l'infection n'est la contagion. J'ai dit cela depuis bien longtemps (1), beaucoup d'autres l'ont répété, mais on continue, en général, à ne pas distinguer la différence du sens de ces deux mots, et l'on ne cesse pas d'embrouiller les questions *épidémiologiques*, ainsi que les discussions qui s'ensuivent.

Le choléra, dans un foyer d'épidémie, augmente par ses miasmes et ses émanations diverses l'intensité de ce foyer, et ce foyer ainsi rendu [plus puissant, augmente le secours réclamé par la cause générale pour troubler à sa manière, c'est-à-dire cholériquement, — ainsi que la nature de cette cause générale le veut, — les organisations qui y vivent ;

(1) Voyez, ci-devant, la relation du choléra de la Seyne. en 1849.

19

c'est toujours le même procédé et la même manière d'agir.
Le choléra n'est ni contagieux ni infectieux d'une manière
absolue, et spécifique surtout, loin de tout foyer d'infection.
C'est trop évident pour en rapporter de nouvelles preuves.
Ce que nous avons dit du choléra de la Seyne en 1849, suf-
firait pour le prouver irréfutablement.

Il paraît l'être dans un foyer d'infection qui facilite le
mal, parce qu'on lui attribue ce mal qui n'a paru qu'avec
ce foyer. C'est aussi clair que le reste. Il est contagieux et
infectieux, ou non ? S'il l'est, il devrait l'être aussi bien en
dehors que dans les foyers d'infection. Eternelle logique,
quand cessera-t-on donc de te dédaigner aussi ouvertement!

3° « *Les fumigations chlorées n'ont aucune action sur la
cause générale du choléra.* »

Je le crois bien ! ce ne sera certainement pas quelques
atômes de chlore, qui remettront l'atmosphère terrestre
dans son état normal, antérieur à l'époque de transition que
nous traversons. Le chlore diminue l'intensité du foyer
d'infection locale en agissant sur les miasmes, ainsi que la
chimie nous l'apprend, et il diminue ainsi l'auxiliaire
dont la cause générale a besoin pour pouvoir troubler les
organismes. Nous avons pourtant deux remercîments à
faire à M. Nonat :

1° D'avoir admis et reconnu la nécessité d'une cause générale ;

2° D'avoir compris ensuite que cette cause générale ne
pouvait pas être modifiée par le désinfectant qu'il propose. Il aurait dit sur ce point tout ce qu'il y a à dire, s'il
avait ajouté que cette cause générale ne peut pas plus être
modifiée suffisamment par tout autre désinfectant que par
le sien ; ce qu'il n'aurait pas manqué d'ajouter, si, pénétrant
davantage au fond du sujet, il eut été convaincu, comme
nous, que cette cause générale n'est pas quelque chose de
spécifique ajouté à notre milieu, mais seulement une dimi-

nution, ou une perturbation, ou un changement quelconque
des conditions vitales qu'il renfermait et qu'il ne contient
plus ni en quantité ni en qualité suffisantes, par le fait de
la succession des siècles et des mutations cosmiques nécessairement amenées par le temps. Manière de penser qui
éclaircit singulièrement les questions ; qui permet de se
rendre raison de tout ce que le choléra présente ; qui ne
fait plus dire que cette maladie est étonnante, incompré-
hensible, pleine de faits contradictoires et inexplicables ;
qui coordonne tous ces faits de la manière la plus claire, la
plus simple et la plus logique, par son accord avec toutes
les sciences naturelles dont elle n'est qu'une déduction
légitime et nécessaire. Tout mon travail n'est fait que pour
proclamer et prouver cette vérité ; puissé-je ne pas trop
rester au-dessous d'une telle tâche, car la vérité est là.

*4° « Les fumigations chlorées agissent sur la cause locale ou
infectieuse du choléra, et peuvent servir à en diminuer les
ravages. »*

La dernière partie de la proposition est indiscutable ;
mais il faut bien et mieux préciser le sens de la première.
Que veut dire M. NONAT par ces mots : « *La cause locale ou
infectieuse du choléra ?* » Entend-il que cette cause locale
est une substance spécifique donnant et ne pouvant donner
qu'une maladie particulière spécifique, dite *choléra*, comme
le virus variolique ne saurait donner et produire que la variole ?

Là serait une erreur qui lui ferait perdre le bénéfice de
l'admission de la principale donnée du problème cholérique, *la cause générale,* si bien reconnue être nécessaire
par lui.

La cause ou les causes locales infectieuses, quelles qu'elles
soient, variables souvent entre elles (1), selon les lieux, ne

_____

(1) Celles-là, seules varient.

peuvent que prédisposer les organismes qu'elles influen-
cent, à contracter plus ou moins facilement toute maladie dont la cause efficiente viendrait à agir sur eux,
dans un temps donné; en sorte qu'elles ne produisent pas
seulement et nécessairement le choléra par elles-mêmes,
pas plus que toute autre épidémie, mais, par l'altération
organique qu'elles déterminent elles facilitent la cause spécifique du choléra, qui n'est que ce que nous avons dit, à
développer dans les agrégats organiques préparés par ces
causes secondaires, la forme particulière de composition
et de maladie, par conséquent, qu'elle seule peut amener,
et qu'on nomme forme cholérique. Les causes locales sont
des auxiliaires généraux de toute cause spécifique et particulière de maladie, voilà tout. De sorte que cette quatrième
proposition devrait être formulée ainsi qu'il suit :

« *Les fumigations chlorées agissent sur les causes locales
infectieuses, quelles qu'elles soient, et peuvent diminuer les
ravages du choléra*, c'est-à-dire de la cause générale du
choléra, en diminuant la puissance des auxiliaires dont
cette cause efficiente générale de la maladie cholérique a
besoin pour produire tout son effet.

Ces réflexions en nécessitent d'autres qu'elles peuvent
aider à élucider. Pourquoi le choléra cesse-t-il tant que
la cause générale et les causes infectieuses persistent ?

Parce qu'il faut un certain degré d'énergie des causes locales pour de produire le degré voulu d'altération de l'agrégat
organique, qui puisse permettre à la cause générale de faire
arriver cet agrégat à l'une des limites, au-delà desquelles
il tombe dans la série des combinaisons matérielles inorganiques, ou non vivantes. Tant qu'il existe des individus
ayant atteint, par l'influence des causes locales ou individuelles, ce degré d'altération, les cas de choléra persis--
tent : une fois que les populations épidémisées ont été
épurées par la disparition de ces organisations ainsi et assez
prédisposées, le choléra cesse pour reprendre lorsqu'une

nouvelle série de ces prédispositions s'est de nouveau dé-
veloppée : Ainsi de suite, jusqu'à la cessation de la cause générale, ou de l'enlèvement des causes locales. Cette manière
de penser a autant de valeur que bien d'autres qui font
défaut à tout moment, et qui ne peuvent s'appuyer sur
rien de réellement scientifique, ou, que sur des suppositions gratuites que l'observation et les expériences faites
en vue de les consolider, obligent de considérer comme
non avenues ; ainsi que nous avons déjà vu qu'il est arrivé à
l'opinion admettant des animalcules microscopiques comme
cause générale, d'après les expériences des médecins anglais, que nous avons fait connaître ; et ainsi que nous avons
essayé de le prouver, et que nous continuerons à le faire
toutes les fois que nous en rencontrerons sur notre route ;
telle par exemple que celle du docteur PERÈS de Moissac,
que je trouve sous la rubrique : MÉLANGES, de l'Abeille n° 3,
1866 ; et qui, outre sa plus grande originalité, — ainsi que
le fait observer le journal, — a au moins le mérite d'avoir
reconnu aussi la nécessité d'une cause générale du fléau ;
et celui d'avoir compris que toutes les autres sources présumées de cette cause générale ne suffisaient pas pour répondre aux exigences de tous les faits épidémiques si généralement observés

« Le choléra, a dit cet honorable médecin, a pour cause
unique un *poison gazeux* formé par la crémation de tous
les corps morts dans les contrées populeuses de l'INDE,
depuis des milliers d'années etc... N'est-il pas évident que
notre ingénieux confrère ne s'est pas, ce nous semble,
rendu bien compte du résultat de la crémation ? Le feu
en détruisant les agrégats organiques les décompose, et i
désassocie leurs éléments au lieu de les combiner. Le feu
purifie bien mieux et bien plus certainement un cadavre
que les fosses d'un cimetière par lesquelles il voudrait rem-
placer les bûchers indous. S'il résultait de la crémation un
poison gazeux permanent dans l'atmosphère, depuis des

milliers d'années qu'il se forme il n'eût pas resté inoffensif pour nous jusqu'à présent. Voilà de ces hypothèses qui font perdre créance à tout ce qui porte ce nom, par leur insuffisance flagrante.

Évidemment le besoin d'une cause générale est donc sentie par tout médecin qui n'étudie pas le choléra seulement d'une manière empirique. Tout le monde parait être d'accord sur ce point, même les personnes étrangères à la médecine, mais le désaccord commence dès qu'il s'agit de spécifier cette cause.

Cependant deux opinions ont été nettement formulées; et se partagent l'attention du monde :

1° L'étiologie animée ;

2° La formation et l'existence dans l'air d'une substance particulière, agissant à la manière d'un poison spécifique sur l'organisme.

Les expériences faites en France et ailleurs, pour prouver l'existence réelle d'animalcules pouvant affecter l'organisme cholériquement ont conduit, ainsi que nous l'avons déjà fait remarquer, à des résultats négatifs. Toujours la conclusion que ces infusoires, quand ils existent, sont des effets et non des causes, a été forcée.

On sait à quoi s'en tenir sur les vibrions, on saura bientôt le cas que l'on doit faire des sangsues ailées de Mme de CASTELNAU, épouse du consul général de FRANCE à SINGAPORE ; ainsi que de la thérapeutique préservatrice qui en découle et qui consisterait à changer, selon le docteur MIS d'Escoulande (Aude) les époques cholériques en carnaval, universel comme l'épidémie cholérique, au moyen de masques en gaze entourant toute la tête, et contenant du charbon et du chlorure de chaux (1).

Quant au poison cholérique, que les meilleurs esprits admettent parce qu'il leur faut une cause pour tout effet,

(1) *Courrier Médical* 1865, n° 42.

il a fallu lui trouver une origine, et, naturellement les bords
du GANGE, où, de tout temps des symptômes chotériformes ont été observés, durent fixer l'attention des observateurs ; et malgré toutes les raisons que nous avons exposées contre cette insuffisante manière de penser, il a été, et il paraît qu'il est reconnu définitivement faute de mieux, par la majorité des médecins : que le poison cholérique provient des contrées *Gangiques* ; que c'est un agent spécifique, sinon contagieux ou infectieux, mais au moins transmissible ; et qu'on ne peut s'en préserver qu'en l'empêchant d'arriver jusqu'à nous en fermant les portes, comme le dit M. G** de C., dont nous avons les clés ; c'est-à-dire qu'après trente-trois ans d'épidémies cholériques répétées, nous n'en savons pas davantage en 1865 qu'en 1832 !

Convaincu, comme tout observateur même médiocre, qu'il n'est pas possible de ne pas admettre une cause générale des effets morbides généraux et universels, qui caractérisent l'épidémie cholérique ; ne pouvant pas douter de l'insuffisance incontestable des différentes causes prétendues générales proposées par divers médecins ; persuadé comme de mon existence de la non-propriété spécifique contagieuse ou infectieuse, ou de transmission des émanations qu'un ou plusieurs cholériques même produisent, d'après tout ce que nous avons vu et dit : nous avons dû chercher ailleurs cette cause générale, pour arriver enfin à la résolution des problèmes pathologiques qu'elle développe : et, à l'aide de la GÉOLOGIE d'abord, qui nous apprend que la *vie* a varié d'intensité et d'activité avec les variations éprouvées par le milieu dans lequel elle est possible ; des idées que l'histoire de la médecine donne, en nous enseignant qu'avec le temps et les progrès de la civilisation, des maladies se sont éteintes ; que d'autres enfin ont apparu et semblé nouvelles par suite de la disparition de certaines conditions morbigènes, et de l'apparition de certaines autres

conditions dans ce même milieu : profondément persuadé
de l'inocuité des émanations cholériques, en tant que spécifiques, par la voie de l'air au moins, ensuite des milliers
d'exemples donnés par chaque épidémie cholérique , et des
expériences faites pour prouver le contraire, et toujours
suivies d'insuccès quand quelque circonstance inappréciable ou non appréciée convenablement, n'est pas venue com-
pliquer et fausser l'opération ou l'observation : je suis
arrivé à des conclusions tout à fait contraires, que j'ai dé-
fendues avec bonne foi, de mon mieux ; et qui, à moins
que je ne me fasse une étrange illusion, me paraissent, au
moins, aussi bien basées que leurs contraires, et dignes
autant qu'elles d'être prises en considération, pendant que
le procès est *encore sous le juge*.

Je pense donc, ainsi du reste qu'on a dû le pressentir
par tout ce qui précède : qu'il n'existe pas de poison cholérique ; que les émanations GANGIQUES, que celles de LA
MECQUE même sont tout à fait insuffisantes pour rendre
compte des effets généraux cholériques ; que c'est dans
l'atmosphère modifiée par le temps et les influences cosmiques que DIEU seul connaît, et que les lois qu'il a établies
à notre insu produisent à notre insu aussi, qu'il faut fixer
et chercher la cause générale nécessaire en question : que
les faits d'infection et de contagion ou de transmission apparente que l'on observe dans toute épidémie cholérique, et
qui ne forment que des minimes exceptions en comparaison des faits contraires, ne doivent pas servir à établir des
conclusions générales, et ne sont que le résultat de coïncidences entre des prédispositions au mal à être exaspé-
rées par les raisons de maladie existant dans les *airs* actuels
de la terre, et l'arrivée de quelques malades venant d'un
pays infecté d'une maladie qui allait se déclarer dans le
lieu de leur arrivée, parcequ'il contenait les conditions anti-
hygiéniques voulues pour venir en aide à la constitution
pathologique des *airs généraux* de l'époque actuelle : que par

conséquent, on ne peut se préserver du *mal* que cet état spécifique des *airs* peut développer, qu'en améliorant celui des lieux à sauvegarder par l'application exacte des lois d'une hygiène absolue ; en considérant comme illusoire tout moyen qui prétendrait empêcher les *airs* d'un lieu d'arriver dans un autre lieu, attendu la continuité du milieu qui est formé par ces *airs*, et des modifications plus ou moins malfaisantes qu'il a reçues ; que par conséquent aussi, la fermeture des portes-frontières d'une contrée, ne peut pas plus empêcher les conditions cholériques quand elles existent dans l'atmosphère, d'arriver dans cette contrée, que si elle était entourée d'un mur cent fois plus haut que celui qui ceint l'empire du Fils du Ciel.

Nous avons donné maintes et maintes preuves de la non-existence d'un poison spécifiquement cholérique, réunissons-en encore. Trop de preuves ne sauraient nuire contre une opinion fausse mais trop généralement adoptée, parce qu'elle semble suffisamment justifiée quand on ne scrute pas convenablement les faits qui semblent la commander. Rappelons pour cela le fait de M. le Dr AXENFELD, afin de le comparer aux expériences de M. le Dr VILLEMIN, professeur agrégé du Val-de-Grâce, sur la matière tuberculeuse, et en déduire des conclusions contraires à l'existence d'un poison semblable, inoculable comme ceux qui sont réellement spécifiques.

M. AXENFELD se pique en faisant l'autopsie d'un cholérique, il en est malade, et très-sérieusement, mais d'une toute autre maladie que du choléra ! Rien de spécifique, par conséquent, ni d'inoculable, ni de contagieux, ni d'infectieux, ni de transmissible ne ressort de cette expérience involontaire !

M. VILLEMIN inocule à des lapins des matières tuberculeuses, et toujours il trouve à l'autopsie des productions tuberculeuses dans les organes des inoculés ; et il conclut logiquement à la nature spécifique de la tuberculose.

Parallèlement à ces inoculations de tubercule, il inocule la matière de la psorenterie d'un cholérique ; matière, qui selon les partisans de la nature spécifique des produits et des émanations cholériques, doit être éminemment susceptible de déterminer l'affection et les modifications intimes cholériques qui l'ont produite, et cependant, il ne trouve aucune particularité anatomo-pathologique à noter. Rien de spécifique par conséquent ici, encore, ni d'inoculable, ni de contagieux, ni d'infectieux, ni de transmissible ne ressort de cette expérience volontaire :

Donc, et ensuite de ces deux conclusions légitimes, les matières provenant d'un cholérique n'agissent pas à la manière des matières à propriétés spécifiques.

Que si l'on m'opposait les expériences déjà citées de M. THIERSCH, sur des souris nourries avec des morceaux de chiffons trempés dans des liquides fournis par des cholériques, nous ferions observer une seconde fois, que ces expériences mieux que bien d'autres faits, prouvent la non-spécificité des liquides cholériques à l'état naissant, ou pris immédiatement dans les organes cholérisés, puisque toutes les souris qui furent soumises au traitement des déjections fraîches n'offrirent aucun symptôme morbide, et qu'il n'y eût qu'une partie de celles qui avaient mangé les chiffons trempés dans des produits cholériques de trois à neuf jours seulement, qui furent malades, trente sur trente-quatre, dont douze moururent en présentant quelques symptômes cholériques : d'où absence de propriétés spécifiques cholériques des déjections ou émanations fournies par les cholérisés avant trois à neuf jours, et contagion, infection ou transmission impossibles avant ces trois jours, ou après neuf jours ; or, comme il est rare que l'on conserve pendant plus de trois jours les déjections cholériques, il s'ensuivrait que l'infection, la contagion et la transmission seraient impossibles partout avant trois jours, si on enlève et détruit les déjections, et

après neuf jours dans le cas où on ne les aurait pas dé-
truites.

Il reste bien encore les expériences de M. Charles Robin,
sur des chiens, qui sembleraient venir en aide à nos contradicteurs, puisqu'elles prouvent que les liquides cholériques jouissent de la propriété commune à toutes les substances organiques, de transmettre d'une manière lente,
mais continue, par simple contact avec des substances d'une
autre espèce, l'état moléculaire particulier que quelque circonstance accidentelle a produit chez elle (1). Mais, si l'on
fait attention dans quels cas ces effets moléculaires spécifiques ont été produits, on verra de suite, que tout en admettant l'exactitude et la vérité de ces expériences et des
déductions scientifiques et pratiques qui en ont été tirées
par le professeur cité, — ce que nous nous garderions bien
de ne pas accepter, — ces expériences toutes justes, toutes
vraies, toutes instructives qu'elles sont ne sauraient prouver ni la contagion, ni l'infection, ni la transmission par
l'air, et encore moins par le simple contact extérieur.

Ces expériences ont été faites sur trois chiens. Sur le
premier, on a injecté un liquide cholérique dans la trachée-
artère; sur le deuxième il a été injecté du sérum d'un
sang cholérique dans la veine fémorale ; chez le troisième,
enfin, l'estomac a été mis en rapport avec un mélange de
selles et de vomissements cholériques, avalés avec avidité
par cette bête douée d'un appétit glouton.

Chez ces trois animaux, et après un temps plus ou moins
long, on a observé des symptômes cholériques, et l'autopsie
a démontré aussi des altérations propres au choléra.

Eh bien ! ces expériences prouvent sans doute la vérité
de la proposition émise par M. Ch. Robin : « Que les substances organiques altérées ou non, jouissent de la propriété
de transmettre d'une manière plus ou moins lente, mais

(1) (Ch. Robin, *Leçons sur la substance organisée.* 1866, page 42).

continue, par simple contact avec les substances d'une autre
espèce, l'état moléculaire particulier qui existe en elles, »
mais non, que ces chiens eussent éprouvé les mêmes altérations si on s'était contenté de leur laisser respirer l'air
d'une salle de cholériques, ou si on les avait simplement
enduits des liquides qui furent introduits dans leur intérieur. Elles ne peuvent donc prouver ni la contagion, ni l'infection, ni la transmission du choléra, même en admettant
que ses produits soient doués de qualités spécifiques, tant
que ces produits ne seront pas mis à même d'agir autrement
que dans ces expériences, c'est-à-dire sur la peau externe,
ou par l'intermédiaire de l'air sur la muqueuse pulmonaire.

Pour que la contagion, l'infection ou la transmission par
l'air et les produits cholériques puissent être déduites forcément de la méthode expérimentale, il faudrait remplir une
seringue avec un air pris dans une salle contenant beaucoup de cholériques, puis l'injecter dans les poumons d'un
chien ; il faudrait aussi faire prendre un bain à l'un de ces
animaux avec un liquide dans lequel on aurait délayé une
plus ou moins grande quantité de déjections cholériques ; et
si alors, ces bêtes présentaient les mêmes symptômes et les
mêmes altérations cadavériques que ceux observés sur les
chiens soumis au mode d'expérience adopté par M. ROBIN,
on pourrait conclure à la propriété contagieuse, infectieuse,
et par conséquent transmissible du choléra par ses produits ou ses émanations ; mais, avec les expériences en
question seules, et avec les preuves nombreuses de l'inocuité de l'air qui entoure les cholériques et du contact de
leurs déjections, on peut et on doit dire : que le choléra,
(comme toutes les autres maladies, du reste), créé des
matières qui peuvent reproduire l'altération d'où elles proviennent, quand on les met en rapport immédiat avec la
substance organique intérieure d'un autre corps organisé ;
mais qu'il est ordinairement inapte à se reproduire et à se
propager par le seul moyen de l'air mis en rapport avec

notre extérieur, et, accidentellement, avec la surface bron-
chiale. Il faut savoir ne tirer d'une observation et d'une
expérimentation que ce qu'il y a.

L'opinion que la MECQUE a été pour l'épidémie de 1865,
le point du globe, qui a, par irradiation en tout sens, répandu en tous lieux le poison cholérique, paraît avoir été
sérieusement adoptée par l'autorité et ses conseillers officiels, puisqu'une commission sanitaire internationale est
actuellement (janvier 1866) assemblée à CONSTANTINOPLE
pour remédier dorénavant aux résultats funestes que le fanatisme musulman peut, d'après cette opinion, produire
annuellement.

Tout ce qui précède doit faire penser que nous ne par-
tageons pas cette opinion, et qu'il est impossible d'admettre
qu'un foyer d'infection quelque intense qu'il soit, établi
sur un point du globe, puisse infecter assez fortement l'atmosphère pour produire les effets épidémiques universels
que nous observons depuis un demi-siècle seulement ; lorsque l'on sait que ces foyers d'infection existent, celui du GAN-
GE depuis la création du monde ; celui de la MECQUE depuis
douze cents ans environ, sans avoir jamais produit ces résultats généraux lamentables, malgré que ces foyers aient
été autant, et même plus intenses avant notre époque ;
celui de la MECQUE surtout, qui, n'étant que la suite d'un
fanatisme religieux, doit être aujourd'hui en rapport avec
la diminution que toutes les imbécillités humaines ont
éprouvées du progrès des sciences, de la logique et du bon
sens : toutes choses dont notre espèce semblait dépourvue
sous le règne de l'ignorance native qu'on s'était plu à perpétuer partout, mais qu'elle paraît vouloir prendre pour
guide à l'avenir partout aussi.

Ces considérations générales quoique fortement basées
par tout ce qui précède pourraient pourtant ne pas paraître

suffisantes contre cette manière trop générale de penser ; prouvons donc de nouveau par des observations particulières nouvelles leur justesse et leur vérité.

Un médecin égyptien et musulman, mais pas assez........ musulman, pour avoir revêtu l'ignoble IHRAM, et aspiré au titre de HADDJI, à ce qu'il paraît d'après sa note sur le pélerinage de LA MECQUE, qu'on peut lire dans le N° 134, 1865, de l'*Union*, est venu au secours de l'opinion que nous combattons en l'admettant d'abord, et en disant dans sa lettre que chaque pélerin doit égorger au moins pour lui un animal, mouton, chèvre, bœuf, etc., et quelquefois un pour chaque membre de sa famille, au pied du mont ARAFA ; que la chair des animaux n'est mangée qu'en partie par eux et à l'aide des Bédouins du pays, et que les restes sont jettés avec les entrailles et les os, et entrent bientôt en décomposition putride.

Or, voici ce que nous apprend M. le Dr B. SCHNEPP, ex-médecin sanitaire français en ÉGYPTE, par des articles officiels imprimés dans le *Moniteur universel* des 26, 27, 28 et 29 novembre 1865 ; articles qu'il a ensuite réunis et publiés, et que tous ceux qui veulent avoir des idées précises sur les faits qui servent d'appui à l'opinion que l'épidémie de 1865 a pris naissance à LA MECQUE, doivent lire, parce que tout ce qu'il y dit lui a été affirmé par des faux pélerins qui se sont mêlés, au risque de leur vie, avec les vrais HADJI, et qui ont vu et accompli comme ces derniers tous les actes fanatiques, c'est-à-dire absurdes, exigés par l'islamisme. Je cite :

« On se fait une très-fausse idée dans notre Occident, de ces sacrifices qui sont loin d'être aussi nombreux qu'on le pense, et qui n'ont pas les inconvénients que des publicistes peu au courant des affaires de l'ORIENT, leur ont attribués dans ces derniers temps ; je dirai même, sans crainte d'avancer un paradoxe, que ces sacrifices ont, au contraire, le grave inconvénient de n'être ni assez nombreux ni assez

fréquents. Je vois, en effet, par le récit des faux pélerins
qui ont été à LA MECQUE, que ceux qui peuvent se soutenir
par une alimentation suffisamment réparatrice, supportent
aussi les fatigues et les vicissitudes atmosphériques, et je
ne doute pas que des sacrifices de moutons, renouvelés plus
souvent, ne puissent empêcher des milliers de ces miséra-
bles HADJI de mourir de faim, d'épuisement et de maladie ! »

« Mais il y a des raisons péremptoires pour que ces sacrifices soient naturellement bien bornés. La première c'est
qu'il faut acheter le mouton qu'on veut sacrifier à des spé-
culateurs de la MECQUE, qui entretiennent exprès des trou-
peaux dans la vallée de MÉNAA, et qui ne les vendent qu'à
gros bénéfices. Un mouton qui en temps ordinaire coûte
environ huit francs, se vent à cette époque quatre fois plus.
M. de MALTZAN, baron allemand, l'un des quatorze faux
pélerins qui ont fait le voyage de la MECQUE, — et qui en a
publié la relation en 1865, — qui avait négligé certaines cé-
rémonies par suite de fatigues et d'anéantissement, tellement tous les exercices pieux exigés sont pénibles, a dû
racheter le pardon de sa tiédeur religieuse par le sacrifice
de deux moutons qu'il a payé 60 francs. »

« Ce faux pélerin nous apprend que sur les 30,000 HADJI
qui se pressaient au pied de l'ARAFA le jour des sacrifices en 1860, il n'y avait pas eu plus de trois mille
victimes d'immolées. L'importance qu'on attache à cette
cérémonie sans trop la connaître, m'engage à rapporter tex-
tuellement le passage que M. MALTZAN consacre aux sacrifices qui se font dans la vallée de MÉNAA : « *les trois mille*
pélerins qui avaient des moutons se tenaient dans la plaine
aride et pierreuse de MÉNAA, *ayant chacun une victime*
devant soi : le Kadi de la Mecque, qui était à leur tête, avait
également devant lui un mouton, peint de couleurs variées ;
après une courte prière, ce dignitaire donna le signal du sa-
crifice en dirigeant la tête de son mouton vers la sainte KAABA

(*maison de Dieu,* située au milieu de la grande mosquée.)
*au moment même où il lui coupa le cou. Son exemple fut
suivi par tous les pèlerins et trois mille victimes tombaient
ainsi d'un seul coup, sur le sol, et le couvrait d'une mer de
sang. Ce spectacle m'impressionna d'une manière tellement
désagréable que je me sauvai à la hâte.*

« *Je retournai à la* MECQUE *avec mon guide, chargeant ses fils
de laver les deux victimes qu'ils avaient immolées pour moi,
et de les apporter le soir en ville. Ces moutons furent con-
sommés jusqu'aux moindres débris, et avec la plus grande
avidité par les gens qui m'entouraient.* »

« Ainsi, reprend le docteur SCHNEPP, quand à cette cérémonie si incriminable suivant certains hygiénistes de
cabinet, cérémonie que le capitaine BURTON (autre faux pèlerin) raconte de la même manière, la dixième partie à peine
des pèlerins est assez fortunée, et assez peu avare pour y
prendre part ; tandis que la grande foule des HADJI affamés
et épuisés convoitent les déchets et les débris des heureux
sacrificateurs, *en quelques heures il ne reste plus de ces victimes
que les ossements rongés et abandonnés au grand air.* Cependant il reste aussi un sol couvert de sang et de détritus. De
là naissent deux circonstances bien différentes : quand le
KOURBAN-BAIRAM, ou fête des sacrifices et jour de réconci-
liation générale dans tout *l'Islam*, — sacrifice en outre qui rappelle aux mahométants le sacrifice qu'ABRAHAM dût faire,
non d'ISAAC selon eux mais d'ISMAEL d'où les Arabes prétendent descendre, — quand le KOURBAN-BAIRAM, disons-
nous, tombe dans une saison chaude et sèche, ces matières animales et toutes celles qui entourent ces grandes
agglomérations d'hommes, perdent leurs effets nuisibles
parce qu'elles sont desséchées et brûlées par l'ardeur du
soleil, presqu'aussitôt qu'elles se produisent ; tandis que
par un temps chaud et humide elles entrent facilement
dans une fermentation putride, et finissent promptement
par une décomposition organique. »

Or , le Kourbam-Baïram tombait en 1865 dans la saison
la plus chaude de l'année , et le soleil torréfiant de l'Arabie a dû faire perdre instantanément , comme le dit M.
le docteur Schnepp, leurs effets nuisibles aux restes bien
moins considérables des sacrifices bien moins nombreux
qu'on ne le croyait avant cette divulgation de la vérité :
d'où il est impossible de ne pas conclure , que ce n'est pas
la Mecque qui a infecté l'atmosphère en 1865 par la cérémonie des sacrifices, et que la cause générale du choléra
dont le monde cherche l'origine , n'a pas été produite par
ces sacrifices absurdes comme tout ce que le fanatisme et
les superstitions commandent en tout temps et en tous lieux.

On disait aussi : « Que chaque pèlerin sacrifiait au moins
un animal, et qu'il ne touchait pas au cadavre de sa victime, attendu que c'était la part des anges du ciel, et qu'eux
seuls devaient venir les consommer. » Voilà comment on
écrit l'histoire ! Dans ce cas, certes un immense foyer d'infection pourrait réellement être le résultat de cet immense
sacrifice, et de cette inqualifiable bêtise ; mais, comme nous
l'apprennent les faux pèlerins cités, la sottise musulmane
ne va pas jusque là, et c'est une justice à lui rendre que
nous nous empressons de constater.

Cette citation a été bien longue, mais elle était indispensable, afin de faire voir que pour cette preuve de l'opinion
contraire à la nôtre, comme pour toutes celles que nous
avons cherché à réfuter en les commentant, et en cherchant leur valeur réelle, il n'est pas possible de ne pas penser à la fable des bâtons flottants :

  « De loin c'est quelque chose, et de près ce n'est rien. »

Cependant, dira-t-on : le choléra s'est montré à La
Mecque, d'où provenait-il ? Eh ! mon Dieu ! Comme partout ailleurs, de l'encombrement, de la misère, de la saleté
incroyable des pèlerins qui se croient d'autant plus agréa-
bles à Dieu, qu'ils sont dévorés par une plus grande quan-

21

tité de vermine de toute espèce ; de la fatigue, des priva-
tions, du dénuement de toutes choses pour la plupart des
croyants ; des débauches et des excès en tout genre et des
plus honteux mêmes, commis (car il est aussi des accommodements avec le ciel de Mahomet,) par ces saints person-
nages ; de l'abus des liqueurs alcooliques qui, étant inco-
lores, n'entrent pas dans la défense de boire du vin faite
par le CORAN ; de celui des stupéfiants, tels que le *hadschich*
et l'*opium ;* des jeûnes et des veilles ; des intempéries des
airs, supportées à ciel ouvert ; de la chaleur excessive des
jours et du froid relatif de la nuit, enfin de tout ce qu'on
peut imaginer d'abrutissant, de dégradant, d'épuisant, et
de contraire à la santé, et que l'on rencontre dans ces religieux et déplorables rassemblements.

Cette étiologie n'a pas suffi et ne suffira pas aux partisans d'un poison cholérique formé dans différentes localités
de l'INDE, mais surtout sur les bords du GANGE ; poison
dont l'existence et la preuve se fait vivement sentir à eux,
afin de pouvoir se rendre compte des apparences de transmission et d'infection ou de contagion dont ils ont été frappés et qu'ils ne savent et ne peuvent pas expliquer ou comprendre autrement. Aussi ont-ils nié que le choléra était
spontanément né à LA MECQUE, et ont-ils prétendu qu'il
avait dû y être apporté par les pèlerins musulmans venus
de l'extrême ORIENT, et des lieux baignés par le fleuve sacré
des Indous. Eh bien ! M. le Dr SCHNEPP a fait des recherches consciencieuses pour savoir à quoi s'en tenir sur ce
point, et voici ce qu'il en ressort : je cite, parce que je ne
saurais mieux dire en faveur de la vérité que je défends :
« Comment, dans quel état d'hygiène et de santé les pèlerins de l'extrême ORIENT arrivent à DJEDDA ? Personne ne
le sait. Nous connaissons évidemment encore moins ceux-
ci que ceux qui s'embarquent à SUEZ. Cependant, on a prétendu fort sérieusement que, pour ne parler que du pèlerinage de cette année, ce sont les HADJI des INDES qui ont

apporté le choléra à La Mecque d'abord, quoiqu'ils aient passé auparavant dans les ports de la presqu'île du Gange, dans ceux du golfe Persique, à Bassora, à Mascate, à Aden, à Souakin, etc., où ils prennent passage sur les vapeurs d'une compagnie anglaise de Bombay destinés spécialement au service des Hadji, lesquels vapeurs les conduisent à Djedda, sans laisser sur leurs traces et dans ces ports, et dans ces bateaux des cholériques, ou sans y faire naître le choléra. Ce n'est pas que je veuille soutenir que cette maladie ne soit pas assez commune dans les Indes, et qu'elle n'y règne pas pendant certaines saisons de l'année ; mais, jusqu'à ce jour, personne, que je sache du moins, ne l'a observée dans la migration en Arabie, personne ne l'a vue importée dans les lieux saints ; personne, moi pas plus que d'autres, quoique placé pendant cinq ans dans un poste avancé de l'Égypte en qualité de médecin sanitaire, personne n'a encore constaté un seul cas de choléra sur les vapeurs anglais ou français, qui amènent cependant tous les mois à Suez plusieurs centaines de voyageurs recueillis dans les divers ports des Indes orientales.... Donc, si l'on veut absolument que le choléra ait été transporté à La Mecque par les Hadji des Indes orientales, je ne vois pas comment avant, pendant et après l'époque du pèlerinage, les vapeurs du commerce anglais et français qui ont pris leurs passagers dans les mêmes ports indiens, n'ont pas souffert de cette maladie, et ne l'ont pas importée dans ce Delta égyptien si apte à recevoir les germes épidémiques. »

En définitive M. Schnepp finit par conclure que le choléra a dû naître à la Mecque, et se propager de là. Pourquoi ?... Et comment ?... « les plus sages, ajoute-t-il, disent qu'ils n'en savent rien.» Eh bien ! quoique je ressente quelque pudeur d'oser paraître plus affirmatif que les plus sages, il m'est impossible, à cause de la conviction que tout ce que j'ai vu, et que les réflexions logiques qui en ont été la suite m'ont donnée, de ne pas essayer de répondre à ces points d'interrogation ainsi qu'il suit :

Le choléra n'a pas été apporté à la MECQUE par les caravanes venues de l'extrême ORIENT et des bords du GANGE. (*M. le docteur Schnepp*).

Il est né à LA MECQUE comme il peut naître dans ce temps-ci spontanément dans tous les pays où se trouvent réunies, en plus ou moins grande quantité, des causes locales ou individuelles altérantes du *pabulum vitæ*, et par lui, des organismes vivants ; causes semblables à celles que l'imbécilité religieuse accumule toutes les années à LA MECQUE. (*La Guadeloupe, Marseille, La Seyne, Toulon, Le Cannet, Les Baléares, Paris*, etc., etc., etc., etc...........

Les pélerins ont paru l'exporter de la MECQUE selon quelques unes des directions prises par eux, non pas selon toutes ! (n'oublions pas de constater ces nombreuses exceptions.) mais seulement le long de celles où il a existé des foyers d'infection, dont ils sont venus augmenter l'intensité, et donner ainsi prise sur les organismes vivants à la cause générale que nous avons démontrée, qui se trouve partout à la MECQUE comme à ALEXANDRIE, comme à MARSEILLE comme dans et sur les plus petits ou les plus grands centres de population, — ce qu'il faudrait être aveugle pour ne pas voir, — dont ils sont venus augmenter l'intensité, disons-nous, non pas en y ajoutant un germe, un principe, un poison spécifiquement cholérique que tout ce qui a été fait pour les constater a prouvé leur non existence, mais seulement en y versant des miasmes simplement viciants des *airs* de ces localités, déjà plus ou moins altérés par les erreurs hygiéniques locales ; miasmes provenant de leur misère, de leur encombrement, de leur état maladif ; et en augmentant ainsi les conditions endémiques altérantes de ces AIRS locaux, — et par suite, le degré d'altération des organismes qui respirent ces *airs* malfaisants, — au point de menacer l'existence de leurs agrégations moléculaires vitales et de leur faire atteindre le degré voulu pour que la modification morbide, *cause générale atmosphérique-*

sur ajoutée à celles que ces conditions locales de maladie
ont produit et produisent, fasse arriver les agrégats organiques, ainsi préparés, aux limites des combinaisons vitales entre lesquelles nous avons dit et prouvé ailleurs, —
conjointement avec un savant autrement imposant que
nous, M. ROBIN, — que la vitalité, que la vie, que le mouvement organique dit vital, oscille ; en les troublant, per-
turbant, modifiant enfin selon un certain mode relatif à la
nature particulière de cette cause, et propre à développer cette série de signes et de symptômes que nous avons
appelés *cholériques* : tout cela me paraît d'une simplicité
telle que je crains d'être pris en pitié par ceux qui pensent
que rien ne se fait dans la nature par des moyens simples
et peu nombreux, et qui ignorent l'infinité des résultats que
la CAUSE PREMIÈRE a su faire naître de quelques lois générales, et peut-être d'une seule loi générale, établies par elle.

Toutes nos études, toutes nos réflexions, tous nos raison-
nements finissent toujours depuis trente ans par nous per-
suader de plus en plus : que les conditions anti-hygiéniques locales et individuelles sont les raisons les plus puissantes, les plus positives, et les plus faciles à détruire
pourtant, des fléaux épidémiques qui désolent le monde
depuis sa création. Quels maux ne déterminent-elles pas,
en effet, ces causes que nous produisons plutôt par notre
défaut d'application de nos connaissances que par notre
ignorance ? Voyez tous les grands centres de population,
et PARIS en particulier, dans ce moment-ci, après le choléra la petite vérole, après la petite vérole les fièvres ty-
phoïdes, les typhus, les scrofules, etc., et toutes les affections diathésiques que peut produire la condition première
de la bonne santé, l'AIR, quand il est vicié et altérant.

Nous venons de faire observer que les pèlerins revenant
de la MECQUE et en s'éparpillant n'ont pas paru faire naître
le choléra partout où ils ont passé. Quelles peuvent être les
raisons de ces exceptions ? Une véritable étude fructueuse

serait d'aller étudier la manière d'être des localités épar-
gnées, et de les comparer à celles qui ont présenté des cas
de choléra, et paru être infectées par le passage de ces pélerins. Sans aller si loin, nous avons en FRANCE plus d'une
localité qui n'ont jamais été atteintes par le fléau. Aux portes de PARIS même, il en existe une qui suffirait pour dessiller les yeux des moins clairvoyants, BELLEVUE, qui, ainsi
que nous l'avons dit à propos du choléra de 1832 autrement
terrible que celui de 1865, ne présenta alors aucun cas de
choléra, quoiqu'elle en fut entourée. Je n'ai pas entendu
dire qu'elle en ait présenté en 1865. Pourquoi, si elle en
a été exempte comme en 1832, n'a-t-on pas eu l'idée d'en
faire un champ d'épreuves, et n'a-t-on pas pensé d'y importer la maladie ? Les causes locales ne paraissant pas y
exister, d'après ce que nous avons dit, il est clair que si des
cholériques de PARIS qu'on y aurait transportés, y étaient
morts sans infecter la localité, la transmission eût subi un
rude échec ; tandis que si sous l'influence de ces cholériques isolés, quelques habitants du lieu eussent éprouvé une
maladie dont ils avaient toujours été exempts jusque-là,
c'est l'opinion contraire qui eût été obligée de baisser pa-
villon. Mais non, dans ces circonstances, on aime beaucoup mieux parler et reparler qu'agir logiquement. Ceci
n'est que pour dire que les pèlerins ont paru infecter des
localités déjà infectées par leur mauvaise hygiène, et n'ont
pas paru nuire à la santé de celles qui ne contenaient pas
les conditions locales voulues pour donner prise au fléau ;
qu'il n'y a rien d'étonnant en cela, et qu'il n'y a aucune
autre raison raisonnable à en donner.

Nous avons dit à la page 207, qu'aucuns des faits présentés par les contagionnistes ne laissait rien à désirer, et
qu'ils étaient tous plus ou moins incomplets par l'oubli de
circonstances majeures, qui seules pourraient les faire
accepter sans conteste si elles étaient en faveur de l'opinion qui s'en sert. L'extrait des séances du 14 et du 19 dé-

cembre 1865, de la *Société Médicale des hôpitaux* qui m'arrive aujourd'hui 27 janvier 1865, contient de nouveaux témoignages de cette légéreté et de cette insuffisance d'observation, qui ont présidé au choix de ces différentes preuves de la contagion ou de la transmission. Nous y trouvons, en effet, que M. le docteur B** y a lu une seconde note sur deux autres exemples d'importation et de transmission du choléra par des nourrices, dont voici le résumé :

Les faits, dont il va être question se sont passés dans l'arrondissement de JOIGNY (*Yonne*). Cet arrondissement est divisé, dans ses rapports avec la direction des nourrices, en deux sections éloignées l'une de l'autre de quatre lieues.

Dans la deuxième section, où se trouve la FERTÉ-LOU-PIÉRE, M. le docteur ROY observe onze cas de choléra du 10 au 30 octobre 1865. Deux nourrices, PIERRON et COLAS, sont prises peu après leur retour de PARIS. L'une d'elles (COLAS) mourut ; elles perdirent chacune leur nourrisson et un de leurs enfants de trois ans. Donc, cinq victimes sur onze cas.

M. ROY insiste d'une manière spéciale sur les mauvaises conditions d'hygiène des habitations de ces deux femmes. — C'est fort bien !

Depuis le 30 octobre plus de choléras.

Voilà le fait brut sans commentaire, et tel quel présenté comme indiquant sans conteste la transmission ! et cependant il donne lieu à bien des réflexions en s'appercevant de tout ce qui manque|pour en faire un fait complet et inattaquable.

D'abord, pourquoi M. ROY qui a insisté si judicieusement sur la mauvaise hygiène des habitations de ces deux femmes, pourquoi n'a-t-il pas fait connaître celle des maisons des autres personnes atteintes ? C'était important. Dans le doute où nous sommes on ne doit rien négliger de ce qui peut éclairer l'étiologie : ensuite, et toujours, dans la même série d'idées, si l'hygiène des maisons est très-

nécessaire à connaître , ce qui ne l'est pas moins ce sont
des détails sur les mœurs , les habitudes , l'alimentation ,
l'âge , la profession, l'état antérieur de santé des malades ,
et les *rapports qu'ils ont eu entr'eux* etc.... Rien de tout
cela ne se trouve dans la relation de ce qui s'est passé dans
cette deuxième section, et cependant tout cela serait nécessaire pour en déduire scientifiquement et incontestablement
la transmission, ou non. Si les six autres cas non mortels
ont eu des rapports avec les femmes Pierron et Colas ,
pourquoi ne pas le dire ; c'était indispensable à connaître
pour les contagionnistes. Si ces rapports n'ont pas existé ?
c'était très-important à savoir pour les non-contagionnistes.
Et, si, m'emparant des seuls détails que contient la relation de ces faits , je disais :

Les nourrices en question ayant toujours vécu dans de
mauvaises conditions hygiéniques , étaient de longue main
préparées et prédisposées au mal ; à Paris loin de perdre
leurs prédispositions elles n'ont pu que les entretenir sinon
les augmenter ; de retour chez elles , ces prédispositions
ont continué à progresser , — vu les mauvaises conditions
hygiéniques dans lesquelles elles vivaient, —non-seulement
en elles , mais encore en tous ceux qui vivaient dans leur
milieu altérant, et arriver enfin au point où aucun d'eux n'a
plus pu résister convenablement à l'action malfaisante de
la cause générale qui ne manque nulle part ?... N'aurais-je
pas autant de droits d'être cru que nos antagonistes ?...

Si, persistant à vouloir avoir raison , on ajoutait : mais
le choléra n'existait pas avant dans la section , il a duré
vingt jours et puis , plus rien !

Je répondrais : toutes les localités ont été dans le même
cas. Toutes n'avaient pas de choléra avant la première
atteinte, et toutes n'en ont plus eu après la dernière, c'est
une affaire de temps et de quantité de prédispositions ; et
à ce propos je rappellerai le fait du Cannet, (*Alpes-Maritimes*), dont nous avons déjà parlé ;bourgade qui dans le

mois de décembre 1865, et au milieu du plus grand espoir
d'en être exempte , présente en deux semaines quinze à
vingt cas , presque tous fulgurants , et puis ! plus rien !...
Affaire de maturité des prédispositions , ou de leur arrivée
aux dernières limites auxquelles elles puissent aboutir selon les individualités, et pas autre chose.

Les faits de cette seconde section ne sont donc pas suffisamment détaillés pour emporter la conviction.

Voyons ceux de la première. Un convoi de nourrices quitte
PARIS le 7 novembre 1865. Le 8, M. BAZOT, directeur des
nourrices de la section, est appelé pour un nourrisson,
KESTELOOT, arrivé de PARIS, il venait d'expirer après quelques heures de maladie. La nourrice et les autres enfants
ne se sentent pas malades, et la nuit, ils sont pris de diarrhée et de vomissements ; appelé, M. BAZOT trouve la
nourrice GIRARD cyanosée avec des crampes ; le frère du
petit nourrisson mort, qui avait été allaité par la même
femme GIRARD et qui était resté dans la maison, très-gravement pris, il meurt au matin. La nourrice traîne son mal
quelques jours et meurt peu après.

La tante de cette femme qui l'avait soignée, a aussi été
malade et est morte, ainsi qu'un autre enfant : total, 5 décès dans la même maison ; tout cela se passait du 8 au 16
à la CELLE SAINT-CYR ; du 16 au 22, plus rien. Le 22, M.
BAZOT lui-même est atteint assez légèrement pour pouvoir
reprendre son service le 27. A la PETITE CELLE, tous les
nourrissons sont très-bien portants. Mais quatre personnes
sont atteintes très-gravement à la GRANDE CELLE, ce sont,
dit M. BAZOT, des *voisines* de la femme GIRARD, tante de la
nourrice morte.

Voilà encore des faits bruts, qui ne peuvent pas plus servir aux uns qu'aux autres ainsi présentés sans aucuns détails.

En rapportant les cas de la seconde section, M. ROY nous
avait fait connaître, au moins, les conditions hygiéniques

des maisons des deux nourrices arrivant de PARIS. C'était peu, mais enfin c'était quelque chose. Ici, rien sur rien ! Pas le moindre détail sur les habitations, sur la manière de vivre, sur la santé des malades : M. BAZOT tombe malade *six jours* après la cessation des cas de la CELLE SAINT-CYR. Quatre *voisines* de la femme GIRARD sont atteintes *onze jours après* ces mêmes cas. D'où viennent ces retards ? Incubation ! direz-vous : moi, je dis progrès et maturité des prédispositions par les causes locales ou individuelles : Qui a raison ? Point de détail sur les rapports des personnes malades ou non ; rien enfin qui puisse mettre sur la voie de la filiation des faits ; filiation sans laquelle on est obligé de revenir, si l'on tient à l'infection, à cette contradiction insoutenable : que le poison cholérique, qui n'agit qu'en *raison directe* de sa quantité, peut agir, quand on a besoin que cela soit pour pouvoir continuer à appliquer la doctrine de l'infection à ce qui s'observe, peut aussi agir en *raison inverse* de sa quantité, c'est-a-dire homœopathiquement !

Dans la deuxième section, ce sont les nourrices qui meurent avant les nourrissons ; ici c'est le nourrisson qui meurt avant la nourrice, qu'est-ce que cela signifie pour l'infection sans des détails plus circonstanciés ? quand on sait qu'un nombre bien plus grand de mères cyanosées ont pu allaiter sans danger pour leur enfant, presque jusqu'au moment de la mort ; et que des nourrissons mourants ont tété leurs mères jusqu'à la mort sans les infecter ? Tout cela n'est pas plus probant, sans autres détails, pour l'infection que contre ; à partie égale les uns compenseraient les autres, et les deux opinions seraient obligées de convenir qu'il faut chercher ailleurs d'autres preuves ; notre doctrine combinée avec les coïncidences, inévitables en temps épidémiques, suffit à tout.

Les mêmes réflexions dont nous avons fait suivre l'exposition des faits de la deuxième section, peuvent incontes-

tablement s'appliquer aux faits de la première, et prouver
que nous avons eu raison de dire, que les uns et les autres
ne sont pas plus probants de la doctrine de la transmission, que tous ceux qu'on a invoqués jusqu'ici en sa faveur.

Tous les détails que nous demandons afin de rendre une
observation bonne et convaincante, sont exigés pour les
maladies les plus simples et les plus bénignes, et on pourrait s'en passer pour le choléra, que tout le monde s'accorde à présenter comme une énigme indéchiffrable ? En
vérité ! ce n'est ni raisonnable, ni conséquent, ni scientifique. JOIGNY devait avoir le choléra, parce qu'il existait dans
cette localité les raisons de son développement, et il l'a eu
à son temps ; et ce temps a coïncidé avec l'arrivée des
nourrices : comme BREST, KERMEN, comme CAEN, CHER-
BOURG, etc., et tant d'autres localités qui viennent aussi de
l'avoir à leur temps sans le secours de ces supports, — sur
le compte desquels on n'aurait pas manqué de mettre le
développement du fléau, si quelques-uns y étaient arrivés
coïncidemment avec l'éclosion de la maladie, — parce que
les conditions de cette éclosion à BREST, à KERMEN, à CAEN,
à CHERBOURG et ailleurs, ne pouvaient acquérir toute leur
puissance altérante qu'à l'époque actuelle et voulue par
certaines circonstances, et non en août ou en septembre,
par exemple, comme à MARSEILLE, PARIS, TOULON, etc.

Le petit village de KERMEN, dont nous venons de parler,
situé dans l'arrondissement de QUIMPERLÉ, en BRETAGNE,
a perdu, quand cette époque est venue, vingt-deux de ses
35 habitants, sans qu'aucune nourrice venant de PARIS, sans
que le moindre petit pèlerin de la MECQUE aient pu être
accusés de ce désastre. Quelle différence ne doit-il pas exister entre cette localité et BELLEVUE ? Et comme il serait
important de comparer ces deux localités en tout et pour
toutes choses dans l'intérêt de l'étiologie ! cela vaudrait peut-
être autant que d'aller à CONSTANTINOPLE ; mais les moyens
les plus simples et les moins coûteux ne sont pas ceux que
l'on choisit ordinairement.

Que nos adversaires nous fassent toucher au doigt par des observations irréprochables la filiation des cas, au lieu de nous dire, comme dans la *Sentinelle toulonnaise* du 21 février 1866 par exemple : « Un cas de choléra s'est déclaré hier *aux casernes de la division* des équipages de la flotte, sur un homme arrivant des *ports du Nord ;* si après un pareil exemple on doutait encore de la *transmissibilité* de cette terrible épidémie, il y aurait vraiment de quoi désespérer de l'intelligence des corps savants qui persistent à discuter cette question élémentaire. »

Evidemment le positif ne suffit pas ici. C'est *benissimè respondere* qu'il faut. Un homme arrive *du Nord !* — Du Nord cholérisé sans doute, — il est placé dans les casernes des équipages de la flotte, il y éprouve le choléra ; on ne nous dit pas si d'autres marins ses voisins l'ont eu aussi ; les suites de ce cas ne sont pas graves ; donc, selon l'auteur de l'article, la transmissibilité est d'une évidence telle par ce fait, qu'il lui faudrait douter de l'intelligence des personnes qui croient, que ceux qui appuyent leur opinion sur des faits semblables n'en sont pas plus doués qu'il ne faut !... Si cet homme était venu avec le choléra de BREST ou de LORIENT où le choléra existe encore aujour-d'hui 26 février ; si, placé dans les casernes, il eût été le point irradiant d'une infection cholérique des habitants de ces casernes, on pourrait conclure ainsi sans être accusé de forcer les choses. Mais cet homme arrive non malade (car sinon on l'eût mis à l'hôpital, et non à la division), il est placé aux casernes de la flotte, c'est-à-dire dans l'endroit du port le plus infecté de TOULON qui ne l'est pas peu partout, et il a le choléra qu'il ne communique pas aux autres, ni à TOU-LON !... Mais, dites donc qu'il a été cholérisé par TOULON, et non qu'il a infecté cette caserne ; et surtout ne dites pas qu'il a transporté le choléra du Nord, qu'il y a eu transmission, et que le choléra est transmissible : car un raisonnement semblable rappelle trop involontairement : « *Voilà ce qui fait que votre fille est muette.* »

Reprenons : que nos contradicteurs raisonnent enfin comme la logique médicale l'ordonne, et nous avouerons qu'ils ont raison. Mais jusque-là, nous avons le droit d'être plus exigeants qu'ils ne le sont ; car il s'agit d'un problème tellement complexe qu'on ne doit pas supporter l'oubli des seules données qui puissent faire obtenir sa résolution.

ANATOMIE PATHOLOGIQUE.

M. SERRES, de l'Institut, a dit : qu'il existe des milliers de petites pustules qui font éruption sur la surface de l'intestin et de l'estomac dans les cadavres des cholériques, et qui n'ont manqué dans aucun cas.

Cela est, sans doute, vrai à PARIS, puisque M. SERRES l'affirme, et que M. ROBIN le certifie dans ses *Leçons sur la substance organisée*, mais je puis affirmer qu'à TOULON, sur bon nombre de cadavres de cholériques, nous n'avons pas toujours constaté une lésion anatomique semblable : selon l'état de santé antérieure du décédé, nous avons trouvé des altérations anatomiques çà et là, dans les divers organes qui avaient été malades avant l'atteinte cholérique ; lésions que nous regardâmes comme des indices de complications maladives antérieures au choléra, et ayant probablement été causes secondaires ou indirectes de l'atteinte épidémidémique. Et seulement, lorsqu'il avait existé un état maladif du tube gastro-intestinal avant le choléra, avons-nous pu, quelquefois, constater les preuves anatomiques de la *psorenterie ;* ce qui nous fit conclure, comme nous avions déjà conclu relativement aux autres lésions cadavériques du même tube, correspondant à des maladies diverses de cet organe, et que nous ne rencontrions pas toujours ; que les maladies du tube intestinal dévoilées par les symptômes pendant la vie, et les altérations anatomiques après la mort, étaient des complications très-graves, très-fréquentes mê-

me, plus fréquentes que les autres, mais n'étaient pas la
lésion particulière au choléra, et n'indiquaient ni le siége ni
la nature du fléau.

Et après avoir lu et médité avec le soin et l'attention
qu'elles commandent, les *Leçons* de M. ROBIN, *sur la substance organisée et ses altérations*, je suis porté à croire que
nous avions eu raison de conclure ainsi il y a déjà 30 ans.

Ces *Leçons* contiennent une anatomie pathologique intime
complète du choléra, d'autant plus complète qu'elle ne se
contente pas de nous faire connaître simplement les altérations apparentes et appréciables à l'œil nu, mais encore les
lésions primitives portant sur la composition et l'état moléculaire intime des principes coagulables, du sang ; sur la
quantité du *plasma* sanguin ou milieu interne, et sur les
proportions de ses divers principes immédiats constitutifs.

Cette manière d'étudier les maladies et les idées qui en
découleront feront enfin, selon nous, une vraie science de
la médecine ; diminueront chaque jour pour la pratique le
champ de l'empirisme et rétabliront une doctrine et un en-
seignement unique et fructueux.

TRAITEMENT.

Avant d'entamer cette importante partie, entre toutes
les parties, d'une étude médicale, je ne puis m'empêcher d'exprimer l'étonnement que me fait éprouver le silence des chaires de pathologie médicale, de pathologie et
de thérapeutique générales, de thérapeutique et de matière
médicale, ainsi que le mutisme des HOMŒOPATHES: Je comprends et je respecte le silence des chaires en question,
le jour n'est pas fait encore pour elles, comme pour tous,
mais je suis persuadé que nous ne perdrons rien pour
attendre, et que les intelligences hors ligne qui les oc-

cupent finiront par trouver la solution du problème morbide qui préoccupe le monde entier.

Mais l'HOMŒOPATHIE ! qui était d'autant plus puissante et
certaine de son fait que le choléra était plus algide ; qui gué-
rissait, que dis-je, qui ressuscitait les cadavres cholériques
avec « un grain de charbon de cuisine à la douzième dilution,
de manière à obtenir 0,000,000,000,000,000,000,000,001
septillionnième de grain, à mettre dans un verre d'eau, à
prendre par cuillérée toutes les cinq, dix, quinze ou trente
minutes, selon le plus ou moins de gravité du cas !... (sic)
(Docteur CHARGÉ, Traitement préservatif et curatif du choléra épidémique, troisième édition (1) 1849, pages 20 et 23.
Marseille, rue Canebière, 19). Mais une médecine pareille
se taire dans des circonstances aussi pressantes et aussi
décisives pour le bien de l'humanité, dont ses adeptes se
déclarent les apôtres les plus dévoués et les plus savants !
Ah ! cela n'est pas bien, et attristerait profondément le
MAITRE, s'il était encore à leur tête. L'auteur du livre cité
plus haut, n'était pourtant pas éloigné d'un lieu bien
désastreusement éprouvé en 1865 ; car il a acheté une
belle et riante villa au bord de la mer, produit de sa science
et de la... confiance de ce qui forme la majorité de l'espèce humaine, à trois ou quatre milles de la SEYNE (Var),
où le choléra a tant fait de victimes, sans qu'on ait jamais
entendu parler une seule fois de lui, et de ses boulettes.
Ce mutisme et cette abnégation scientifique dureront-ils ?...
Il faut l'espérer ! et le choléra aura au moins fait ce bien
à notre honorable profession.

Quoiqu'il en soit, l'appel fait par l'humanité à ses défen-
seurs naturels me fera, j'ose l'espérer, pardonner mes
efforts pour aider, selon la mesure de mes forces, à faire
cesser ses souffrances.

---

(1) Troisième édition ! ....C'est à ne pas y croire quand on n'est pas
pas convaincu de la .... bonté de l'espèce humaine.

Je n'ai rien à changer aux réflexions générales sur la thérapeutique rationnelle du choléra, que j'ai consignées dans le supplément au choléra de TOULON de 1835, et auxquelles je renvoie.

J'ajouterai seulement ce qui suit :

Le traitement d'une maladie en général se base, sur les causes pour les faire cesser ; sur sa *nature* pour agir en sens contraire ; sur son siège pour ne pas se dévoyer ; sur son degré pour rester dans des limites convenables de modification médicamenteuse ; et enfin sur diverses considérations particulières relatives aux climats, à l'âge, au sexe, aux mœurs, aux habitudes, aux idiosyncrasies, à l'hérédité, aux professions etc., etc. afin de modifier l'action thérapeutique à produire, selon les exigences de toutes ces causes secondaires d'existence et de permanence du mal.

Nous avons cherché à jeter quelque jour sur chacune de ces bases thérapeutiques quant au choléra, voici ce qu'il nous reste à en dire.

Il ressort de tout ce que nous avons écrit sur cette maladie, qu'elle est le résultat d'une modification organique anormale et morbide de l'ensemble de l'économie vivante, produite par une constitution médicale particulière et nouvelle, (HIPPOCRATE), laquelle constitution médicale n'est pas autre chose que les nouvelles *ordonnées* intervenant aux époques de variation géologique, et faisant varier les êtres selon la portée de ces ordonnées (LAMARCK), constitution médicale et ordonnées nouvelles atmosphériques désignées dans ce travail par l'expression plus simple, *cause générale* représentée par une variation éventuelle *sui generis* du milieu ambiant, qui est le *pabulum* nécessaire de de notre organisation et du mouvement dit vital qui en est la suite ;

Que cette variation éventuelle de ce milieu ambiant n'est pas assez considérable pour déterminer de suite, toute

seule , dans nos agrégats vivants une *variation* corres-
pondante assez profonde, pour que le mouvement dit
vital qui existe en eux ensuite de leur organisation propre, cesse complétement, tant qu'elle agit sur eux sans
l'aide de causes altérantes ou infectieuses locales, ou individuelles de ces mêmes agrégats dont l'ensemble forme
l'organisme vivant ; mais, qu'avec le secours de ces
auxiliaires, la modification morbide de cet organisme, produite et augmentée alternativement par elle et par eux,
peut dépasser de suite les limites d'organisation permettant
le mouvement dit *vital*, et être suivie, par suite, d'une
mort instantanée, foudroyante ; ou, selon la portée, comme dit LAMARCK, de ces trois causes altérantes de notre
organisation, n'atteindre qu'un degré moins profond, rester dans les limites voulues pour permettre encore une
certaine quantité de mouvement vital ; et, comme dans
toute autre maladie, rendre possible une lutte plus ou
moins prolongée plus ou moins heureuse entre les causes
extérieures de désorganisation, et les conditions intérieures
d'organisation que contient tout être vivant : que, par conséquent, chaque cas est un cas différent d'un autre, n'ayant
de commun avec les autres qu'un certain degré, une nuance de la modification morbide que la variation anormale
atmosphérique actuelle est susceptible de déterminer sur
tout être organisé, et, peut-être aussi, non organisé ; et
qu'enfin, ce fond commun de modification morbide pouvant
être augmenté selon des proportions indéfinies et variables
par les causes morbigènes locales ou individuelles conco-
mittantes, il s'ensuit, que chaque cas individuel de choléra
est un problème nouveau, pour la résolution duquel il faut
savoir choisir dans les nombreuses données thérapeutiques qui nous sont connues, et dont nous avons parlé dans
notre *Supplément*.

De là à comprendre l'impossibilité d'un remède spécifique absolu, contre une maladie dont le fond a bien quel-

que chose de spécifique dans sa cause, mais d'une spécificité qui ne peut être détruite ou écartée par aucun pouvoir
humain, et la possibilité seule d'agir sur les auxiliaires de
cette cause, contre lesquels l'homme est tout puissant par sa
science acquise , afin de réduire cette cause générale inat-
taquable par cette même science humaine, à son seul degré
de puissance altérante heureusement moindre que la puissance conservatrice que nous portons en nous en vertu de
notre organisation, il n'y a pas loin. Aussi concluons-nous
encore une fois :

1° A l'existence d'une cause générale atmosphérique ,
constituée par une modification intime nouvelle de l'ensemble de notre milieu ambiant ; non susceptible, toute seule,
de donner la mort :

2°. A la toute-puissance des causes locales et individuelles
morbigènes jointes à cette cause générale, pour faire cesser plus ou moins rapidement l'organisation dite *vitale* : à
l'inutilité de la recherche d'un moyen direct d'annulation
de la cause générale, moyen que Dieu seul connaît et peut
employer : à l'impossibilité de détruire d'une manière
permanente et définitive la modification anormale morbide,
produite en nous par la cause générale, en raison de la
permanence de cette cause dans le milieu ambiant dont la
variation géologique seule la constitue, (ce qu'il ne faut pas
cesser de répéter de peur qu'on ne l'oublie, et qu'on ne
retombe ainsi dans l'erreur d'un principe cholérique sur-a-
jouté à ce milieu et duquel milieu il serait indépendant), et,
en raison, par conséquent de cette permanence, de la permanence de la modification morbide à caractère dit *cholérique*,
que ce milieu ambiant ainsi dévié de sa manière ordinaire et
antérieure d'être, produit et produira tant que cette *variation* existera en lui. Deux conclusions qui prouvent l'inutilité du prix Bréant avec les exigences trop exclusives de
son admirable fondateur, et l'impossibilité de pouvoir le
gagner tant qu'on ne mettra pas les conditions de son gain

en rapport avec ce que la science de l'homme peut faire : puissance qui se réduit à la destruction des causes locales et individuelles dont l'existence et l'adjonction à la cause générale font tout le danger, et occasionnent tous les désastres des épidémies cholériques.

3° A la non-contagion, à la non-infection et à la non-transmission absolues du choléra ; ce qui n'exclut pas des précautions quarantainaires à prendre contre les navires ou les rassemblements d'hommes infectés ou atteints de cette maladie ; précautions semblables à celles qu'on prendrait, et qu'on doit prendre contre toute autre maladie, attendu que le choléra, quoique non contagieux, non infectieux, non-transmissible d'une manière spécifique en général, n'en peut pas moins être comme toute autre maladie non-contagieuse et non-transmissible ainsi que lui, une cause de viciation du *pabulum vitæ* déjà vicié en lui-même en temps d'épidémie; augmenter ainsi les raisons d'altération organique dont un centre de population est entouré, et y faciliter l'éclosion et l'extension d'une épidémie quelconque.

4° Et, enfin, à cette ultime et consolante déduction logique de tout ce que nous avons dit : que le choléra est, malgré ses apparences terribles, une des maladies, vu ses causes et l'absence par lui de tout effluve spécifique immédiat, la plus facile, non à guérir une fois arrivée à son plus haut degré, mais à prévenir et à faire cesser par l'application partout d'une hygiène parfaite avant, pendant, après et toujours ; au point de pouvoir dire que : N'A LE CHOLÉRA QUE QUI VEUT L'AVOIR.

Après en avoir fini avec toutes ces considérations générales qui doivent précéder l'établissement de toute méthode thérapeutique pour le traitement convenable de quelque maladie que ce soit, il nous reste à discuter les moyens proposés pour remplir les indications particulières et subséquentes que présente le choléra une fois déclaré. C'est la médecine des symptômes, mais c'est la seule possible quand on ignore la NATURE de la modification organique constituant la maladie.

La *Gazette des Hôpitaux* du 31 octobre 1865 a parfaitement exposé les principales indications à suivre : nous allons la suivre en ajoutant ce qui nous paraîtra conforme à notre opinion et aux vues théoriques que nous défendons.

MOYENS GÉNÉRAUX A EMPLOYER.

—

Les Évacuants et les Astringents.

Les *évacuants* ne sauraient être que des moyens relatifs et non généralement nécessaires. Nous l'avons déjà amplement prouvé dans le *Supplément* : quand aux *astringents* s'ils réussissent ils prouvent qu'il n'y pas de poison, puisque s'il y en avait un, ils enfermeraient le loup dans la bergerie.

CAUSES.

On énumère toutes les causes hypothétiques fausses et insuffisantes à savoir, et l'on oublie la principale: *l'influence atmosphérique* la seule vraie, la seule suffisante pour tout comprendre et tout expliquer ; la seule en faveur de laquelle plaident la science géologique, l'induction et la logique.

INDICATIONS PRINCIPALES.

—

Provoquer la Réaction.

C'est vrai. Mais la réaction ne peut avoir lieu que si l'agrégat organique est revenu à son type d'organisation normale ; et pour que cela arrive il faut l'action d'un AIR PUR; sinon, l'hématose pulmonaire si la réaction s'opère dans un lieu impur est impure, et le sang vicié va continuer à perpétuer le trouble morbide partout : d'où l'indispensable nécessité d'un air pur d'abord ; ou en rapport avec l'état du sang à modifier dans les poumons avant et pendant l'emploi des moyens réactionnels.

Modifier l'état des voies gastro-intestinales.

C'est là, selon la *Gazette* et le docteur BROCHIN, l'indication principale; soit ! mais on avouera que la meillenre manière et la plus sûre pour y arriver et pour seconder les moyens médicamentaux auxiliaires et secondaires employés pour opérer cette modification, serait l'abord dans l'organe d'un sang pur et vivifiant, or ce sang ne peut être obtenu que par l'action d'un air pur sur le sang veineux dans les poumons.

« *Provoquer la réaction. Ici point de doute, point d'hésitation pas de dissidence possible.* »

Mais les doutes, les hésitations, les dissidences ne manqnent pas sur les moyens; pourquoi ?... Parce qu'on les emploie tous, excepté le bon, le bon par excellence, l'AIR PUR : car la vraie réaction ne peut avoir lieu que si l'agrégat organique a récupéré son mode d'organisation normal, et pour cela l'air pur est indispensable. Tout le monde a recours à la méthode stimulante, eh bien ! a-t-on bien réfléchi au peu d'effort qu'il faut pour détruire un agrégat organique, qui a atteint l'une des limites entre lesquelles oscille l'organisation matérielle vitale, ou combinaison matérielle qui peut permettre ce mouvement moléculaire qu'on appelle la vie, la vitalité ?... Vous employez ces modificateurs puissants sur des tissus altérés, qui reçoivent un sang altéré; si vous n'agissez pas convenablement au préable sur ce sang, vous mettez donc ces tissus entre deux causes d'altération de leur constitution organique : est-il donc étonnant qu'on n'obtienne que rarement ce qu'on désire; et qu'il arrive au contraire l'inverse de ce que l'on croit pouvoir obtenir par ces agents ?

Parmi ces agents on place les *moyens de caléfaction externes et internes.*

Quelqu'un a dit qu'on *cuisait* ainsi un malade mais qu'on ne le réchauffait pas organiquement, et je crois qu'il a eu raison en général. En 1835 la première idée qui vint aux médecins de l'hôpital de la marine, devant ces corps cholérisés et glacés, fut de de les réchauffer au moyen du *sudatorium*. On y parvenait, mais ce réchauffement était tellement insuffisant qu'après l'action de l'agent le refroidissement revenait rapidement, sans réaction intérieure réparatrice. On y renonça en général.

A propos des *injections médicamenteuses*. La *Gazette* dit : « *Nous réservons la question des injections médicamenteuses dans les veines, qui est encore en voie d'expérimentation.*» Il y a bien longtemps qu'on les a essayées.

Eh bien ! supposons que par elles vous obteniez la solution, la liquidité du sang ; quelle modification restaurante, de manière à lui continuer la liquidité, ira-t-il recevoir dans les poumons si l'air est impur, vicié et viciant ?.... La pureté de l'air susceptible seule de permettre une bonne hématose et par suite un réveil partout de l'action vitale, serait donc selon nous la première et la plus essentielle indication à remplir? Elle l'est. Et je ne comprends pas qu'on ne sente pas que sans un air pur on empêche, ou au moins l'on entrave l'action de tout autre moyen quelque indiqué et quelque bon qu'il soit.

Ceci nous conduit à l'appréciation de la thérapeutique respiratoire conseillée en fort bons termes par M. le docteur SALES-GIRONS. (1)

M. SALES-GIRONS a raison quand il dit : « *la voie bronchique doit être d'élection rationnelle dans le traitement du choléra surtout. Quoi de plus rationnel, en effet, que d'administrer les agents médicamenteux par l'organe qui a servi à l'entrée de l'agent morbigène ? Quoi de plus rationnel que de prendre pour le remède la même voie d'absorption qui a introduit le mal.*»

(1) Voir le *Courrier Médical* n° 46, 18 novembre 1865.

C'est très-bien, mais l'important est de savoir ce que l'on fait, ou ce que l'on veut faire en agissant ainsi : il y a deux manières de penser là-dessus qui diffèrent essentiellement l'une de l'autre.

Je m'explique :

M. SALES-GIRONS croit-il, avec ceux qui pensent qu'il existe un effluve ou poison cholérique puissant, que ce poison entre par la voie respiratoire ; qu'il se mêle au sang ; qu'il circule avec ce liquide d'une manière distincte, et que le but à remplir par la thérapeutique respiratoire est d'introduire, par la même voie, dans le sang un antidote, un neutralisant de ce poison spécifique, qui puisse circuler avec ce liquide et aller neutraliser çà et là son antagoniste partout où il le rencontrera ?

C'est là une manière figurée ou ontologique d'exprimer les choses, de rendre raison de l'action de la cause, de l'effet produit, du but qu'on se propose et du résultat qu'on obtient. C'est là une erreur, parce que c'est une insuffisance occasionnée par le langage ontologique employé, et dont il faut purger totalement le langage médical, si l'on veut sortir de la voie sans issue que l'ontologie a toujours ouverte aux recherches et aux discussions médicales. Selon nous, et les preuves abondent dans mes écrits, — preuves chimiques, anatomiques, géologiques et logiques; — il n'y a pas de poison cholérique spécifique ; il n'y a pas d'antidote spécifique de ce poison imaginaire, il n'y a dans le fait organo-pathologique dit choléra, et dans le fait thérapeutique par la voie respiratoire, que ce qui va suivre :

En admettant un poison et un antidote, on semble oublier le sang et ce qui se passe en lui : ce n'est pas un poison qu'il s'agit de neutraliser pour guérir le choléra, c'est une MODIFICATION MORBIDE, produite instantanément mais d'une manière plus ou moins permanente dans le sang, par un *air* morbifique mis en rapport avec lui dans les poumons, qu'il s'agit de faire cesser ; voilà tout !

Je l'ai dit ailleurs, la muqueuse pulmonaire permet une action rapide, instantanée, de son modificateur propre, *l'air*, sur le sang ; pur, l'air produit instantanément sur ce sang une modification pure, physiologique, vivifiante ; impur, il détermine, aussi instantanément que s'il était pur, une modification relative, anti-physiologique, anti-vivifiante, anti-normale : de sorte que dans ce dernier cas, ce n'est pas l'*air* morbidement constitué qui a impressionné le sang qui circule avec lui, mais seulement la modification morbide que cet air ainsi constitué a produit en ce sang, laquelle circule partout avec lui, qu'il faut faire cesser ; non pas en cherchant à neutraliser quoi que ce soit, un poison qui n'existe pas en lui, non pas la cause qui est en dehors de lui, mais cet effet morbide lui-même en changeant cette modification pathologique du sang, qui est devenu une sorte de poison lui-même pour toutes les parties et pour tous les tissus de l'organisme.

On voit donc que la différence est grande entre nous et ceux qui raisonnent sur un prétendu poison. Toutes les maladies produisent des effluves relatifs à leur nature, voilà la seule spécificité à reconnaître ; toutes peuvent produire, par conséquent, à la rigueur par la voie respiratoire, une modification relative anormale du sang pulmonaire mis en rapport avec ces effluves par un air qui s'en trouve chargé. Toutes pourraient donc, à la rigueur se reproduire ; et si toutes ne se reproduisent pas, c'est que tous les effluves n'ont pas la même puissance : c'est que toutes les organisations ne sont pas les mêmes, et que les conditions vitales de certaines individualités peuvent diminuer et annuler cette modification anormale plus ou moins facilement et vitement, si l'action des agents qui la produisirent n'est pas incessante ou trop puissante.

M. SALES-GIRONS a parfaitement fait de fixer l'attention sur ce point de thérapeutique ; nos connaissances physiologiques et anatomiques auraient dû y faire penser plutôt par tous les médecins : et en réponse à la réflexion qu'il fait : « *qu'il lui semble, en vérité, qu'on n'y a pas songé,* » je puis dire que je n'ai pas cessé d'y penser, et que je l'ai prouvé en cherchant, en maints endroits de mes écrits, à fixer l'attention sur les fonctions respiratoires, et sur l'importance grande et indispensable de la pureté de l'air pour la santé ; surtout en insistant sur la nécessité de ne pas transporter les cholériques d'un air impur dans un air plus impur encore, celui des hôpitaux; et de recommander comme la plus essentielle des indications à remplir dans le traitement, leur transport dans un camp, dans un champ, dans un lieu enfin à air pur d'une manière absolue ou au moins relative.

Ces idées commencent à être acceptées même en dehors de la sphère médicale. Ainsi dans la *Revue des sciences* du *Constitutionnel* du 24 décembre 1865, signée Henri DE PARVILLE, on trouve une comparaison des miasmes et des odeurs, et on conclut à leur similitude d'action en bien ou en mal sur l'organisme, par la voie respiratoire.

L'auteur ajoute :

« Vous pressentez, sans qu'il soit besoin d'insister, toutes les conséquences de ces vues nouvelles. « *Les voies respiratoires, comme les digestives, peuvent donner accès à la maladie. C'est une porte toute grande ouverte, il faut y placer une sentinelle.* »

Vues nouvelles !... Mais je les ai aperçues depuis que j'ai ouvert un livre de physiologie, et je ne puis pas croire que tous les médecins ne s'en sont pas douté. Est-ce qu'il en serait de la médecine comme de toutes les autres parties des études humaines ? Là aussi l'induction, et l'application des connaissances acquises ne se ferait-elle que depuis peu ?...

Je dis, moi, que non-seulement les voies respiratoires donnent accès à la maladie à l'égal de la voie digestive, mais qu'elles en laissent entrer beaucoup plus ; et que c'est

surtout par elles que les plus profondes et les plus graves (1)
arrivent dans l'économie par l'altération directe immédiate
et instantanée du sang, qu'elles permettent bien plus sûrement et plus facilement que la voie gastro-intestinale. Il
était si naturel et si simple que tous les anatomo-physiolo-
gistes pensassent ainsi, que je m'étonne de ce que cette
manière de penser ait la prétention d'être donnée comme
une découverte nouvelle ; et par qui ? par quelqu'un qui
n'est pas médecin, par un profane ! Hâtons-nous comme
médecins de réclamer la priorité.

L'auteur ajoute : « L'atmosphère renferme tous les matériaux organiques ; c'est la source première de la VIE, c'est
aussi l'instrument le plus puissant de destruction et de mort. »
Ne nous laissons pas enlever l'honneur de la vulgarisation
d'une vérité aussi importante, réclamons hautement, car
elle devrait valoir un traité entier de pathologie et d'hygiène pour tout médecin physiologiste et anatomiste surtout ; elle devrait principalement être inscrite en lettres
d'or sur la porte de tous les établissements publics, et dans
la salle des séances de toutes les administrations de l'assis-
tance publique et de l'édilité des centres de population.

M. SALES-GIRONS ajoute que deux substances entre cent,
semblent se partager la faveur des praticiens contre le choléra, le *sulfate de quinine* et le *sulfate de cuivre*.

Je ne repousserai pas le sulfate de quinine, parce que ses
propriétés *toniques*, *vivifiantes*, c'est-à-dire non contraires
à la constitution organique des agrégats vitaux, sont prouvées par la clinique : mais je ne pense pas que le sulfate de
cuivre, qui est un poison, ayant pour base un métal qui ne

(1) Excepté la véritable fièvre typhoïde, qui n'est que la suite d'un
empoisonnement intérieur produit surtout par l'appareil digestif, continuellement modifié morbidement par un mauvais régime alimentaire en
plus ou moins ; et aidé dans son action altérante du sang par un air impur
permanent comme dans les grandes villes principalement.

fait pas partie des principes immédiats de la substance organisée (1), puisse lui être comparé et rendre les mêmes ser-
vices dans une maladie aussi évidemment *asthénique*, c'est-
à-dire dans une affection organique morbide aussi profondément anti-vitale que le choléra. Cependant, comme tout
agent peut modifier la substance organisée, et que tout
modificateur peut être utile par cela seul qu'il change la
modification morbide actuelle au bout de laquelle la mort
de l'agrégat organique pourrait avoir lieu, cet agent, tout
comme un autre, peut être employé et réussir entre les
mains d'un bon clinicien organicien. Pour nous, les seuls
agents auxquels nous aurions pleine confiance, seraient le
révivificateur par excellence du sang, l'oxygène, ou un
air d'une pureté absolue

Le docteur NICOD, de *Grenoble*, pense comme M. SALES-
GIRONS, il recommande l'inspiration simultanée de la tein-
ture d'iode et de l'oxygène; en s'appuyant sur les deux considérations physiologiques suivantes, qui, par leur grande
valeur, portent à penser qu'il pourrait bien ne pas con-
seiller un mauvais moyen :

« La médication par la respiration est la plus rapide ; elle
est presque instantanée ; elle convient donc dans une affection qui est quelquefois foudroyante. Nous présumons que
le choléra est le résultat d'un modification morbide qui atteint l'organisme par la respiration : si c'est ainsi, n'est-il
pas logique de conclure que c'est aussi par cette voie rapide
qu'il faut chercher à l'annuler. »

Nous comprenons l'utilité de l'oxygène dans une affection
qui présente un sang paraissant manquer d'oxygène et être
chargé d'acide carbonique ; ainsi que l'utilité de son emploi
pour en obtenir, comme dans l'acte respiratoire normal,
l'entrée de l'oxygène dans le sang et le dégagement consé-
cutif à cette entrée de l'acide carbonique dont il est sur-

(1) ROBIN. (*Leçons* sur cette substance, pages **26** et suivantes).

chargé : mais, nous n'apercevons pas aussi bien l'indication de l'inspiration de l'iode ; cette substance étant démontrée par la clinique et des observations qui nous sont
propres, bonne pour enrayer la transformation purulente de
nos liquides, et le choléra ne présentant pas, que je sache,
dans nos tissus cette tendance à former et à dégager du pus.

Nous venons de dire que nous comprenions difficilement
que le sulfate de cuivre puisse convenir dans le choléra.
M. le docteur LISLE, de MARSEILLE, présente pourtant des
résultats extrêmement beaux et très-inattendus, puisque
sur trente-deux cholériques traités par cet agent, sept seulement sont morts, et vingt-cinq ont été guéris (1). C'est
donc un modificateur à employer, après avoir bien médité
les cas présentés par le docteur LISLE, afin de suivre exactement ses prescriptions.

J'ai pourtant une réflexion importante à faire sur cette
médication.

L'auteur de ce mode thérapeutique, M. BURQ, n'a pas été
aussi heureux que le docteur LISLE ; il est vrai que les doses employées par lui étaient différentes et bien plus fortes
que celles du docteur LISLE. M. le docteur BURQ vint essayer
sa méthode à MARSEILLE et à TOULON. Je ne sais pas bien
ce qui se passa à MARSEILLE, mais son insuccès fut patent à
TOULON.

M. LISLE n'a employé le sulfate de cuivre que trois mois
environ après l'invasion de l'épidémie de MARSEILLE, nous
savons que les plus fortes attaques, celles dont on meurt
quoiqu'on fasse, trop souvent, ont lieu au commencement
de toute épidémie cholérique, et que plus tard les guérisons augmentent beaucoup en nombre par la disparition des
plus prédisposés. De sorte qu'on peut se faire cette demande :

Le sulfate de cuivre guérirait-il aussi bien, et aussi faci-

(1) (Lettre du docteur LISLE à l'*Union*, N° 127, 1865).

lement les premiers cholériques d'une épidémie que les derniers ?... C'est une épreuve après laquelle seulement, cet agent pourra être appelé l'anti-cholérique par excellence quand il l'aura subie. J'en doute.

Emploi du collodion riciné,
par M. Arsène Drouet, au Grand-Montrouge.

Parlerons-nous de ce mode de traitement, dont on peut lire des effets extraordinaires, selon le signataire des observations le concernant, dans l'*Union*, N° 131, 1865 ? Je n'ose vraiment !... Non pas parce que l'inventeur de l'admirable découverte thérapeutique contre l'*inflammation* en général par les enduits imperméables et le collodion riciné , M. de Robert de Latour ; (oui ! admirable ! parce que j'en ai obtenu des résultats merveilleux, non pas contre le choléra, mais contre les maladies indiquées par le docteur de Latour, comme devant être heureusement modifiées par l'application de sa méthode thérapeutique); non pas, dis-je, parce que M. de Latour ne s'appelle pas Latourton, ou Latourcof, ou Latourini, ou Latourkoffer surtout ; non pas parce qu'il est notre compatriote et contemporain vivant, et que les intérêts des confrères vivants pourraient souffrir de désigner à la clientèle un praticien plus savant, ou mieux en état qu'eux de traiter avantageusement des maladies, contre lesquelles nous sommes trop souvent aussi impuissants les uns que les autres par les moyens ordinaires :

Mais seulement parce que tout extraordinaires et admirables que ces effets sont dits avoir été par M. le docteur Drouet, on n'en a pas plus parlé, après l'*Union* et l'*Abeille*, que si les résultats obtenus avaient été aussi insignifiants qu'ils ont été remarquables et avantageux : et que nous nous trouvons dans la fâcheuse alternative de supposer, ou que M. Drouet a mal observé, puisque personne n'en a plus rien dit; ou qu'il a bien vu et bien parlé, et

qu'alors je ne saurais comment expliquer le silence de tout
le monde médical ; ainsi que l'insouciance blâmable du corps
médical militant, après des annonces aussi formelles, aussi
étonnantes, aussi efficaces et aussi inoffensives, contre un
mal par lequel on avoue être complétement dérouté et hu-
milié.

Si cependant M. DROUET n'a pas dit une chose vraie, il
était important de le divulguer ;

S'il a, au contraire, fait une application de l'idée de M. DE
LATOUR, aussi utile qu'il l'annonce, il était encore plus nécessaire de vulgariser son moyen ; dut-on rompre une seule
fois avec la fâcheuse habitude de ne dire du bien que des
morts ou des étrangers, et désigner à la reconnaissance et
aux faveurs de l'humanité un confrère, n'ayant contre sa
glorification méritée que le malheur de vivre encore et d'ê-
tre Français.

Exemple de ce que les contemporains peuvent attendre
de leurs découvertes en médecine. (*Feuilleton du N° 21,
1866 de l'Union*). « ROUANET, l'auteur de la *Théorie des
bruits physiologiques du cœur*, la plus satisfaisante pour l'esprit, la mieux d'accord avec l'observation exacte des phénomènes, et, ce qui est le côté utile, la plus fertile en applications à la clinique, ROUANET vient de mourir à la NOU-
VELLE-ORLÉANS, dans l'oubli et dans l'obscurité, après une
lente désorganisation cérébrale ! » Que fallait-il qu'il fît
pour qu'on parlât de lui ?... Qu'il mourût ! C'est encoura-
geant. Espérons que ses mânes seront consolés par notre
souvenir et reconnaissance posthumes.

Nous avons déjà dit un mot, du traitement par des
masques, de manière à mettre l'humanité ainsi dé-
guisée dans l'impossibilité de se regarder sans rire. Nous
n'en reparlons ici que pour le comparer, quant à son
insuffisance, avec l'encaissement des malades dans une
espèce de machine pneumatique, dans laquelle on ferait le
vide afin de mettre en mouvement le sang coagulé des cho-

lérisés (1). L'un vaut l'autre et tous les deux proviennent
d'une fausse idée sur les causes et sur la nature du mal. « La
thérapeutique classique n'est qu'un ramassis de ce que les
théories de tous les temps ont produit de plus absurde et de
plus contradictoire » disait le docteur MALGAIGNE en pleine
Académie, (2) il aurait dû ajouter : la thérapeutique est le
reflet de la théorie : fausse, ou insuffisante si cette dernière est insuffisante et fausse, elle ne sera vraie et utile
que lorsque sa dominante sera utile et vraie. Les anciennes
théories étaient donc fausses? Tout le monde en convient.
N'ayons donc du repos que lorsque nous aurons trouvé la
vraie, car elle existe. Tous les phénomènes naturels *quels
qu'ils soient*, ont une raison mathématique d'être, dont la
connaissance forme la théorie vraie de leur existence et de
leur succession. Nous y arriverons: nous sommes en bonne
et rapide voie d'un 89 pour notre science, plus rapide
même que je n'avais osé l'espérer. Les temps sont venus !..
Tout l'indique. A l'approche du divin rénovateur du monde
moral, les oracles cessèrent. A l'approche de la grande
vérité doctrinale organicienne les trépieds hippocratiques
les plus autorisés et les plus en faveur se sont insensible-
ment tus. Afin d'arriver plus vite encore, on n'a qu'à
laisser dire à la génération médicale et scientifique actuelle,
PAR QUI DE DROIT, (*incedo per ignes !..*) ALLONS ! COURAGE !
SUIVEZ-NOUS ! *Macte animo ! generose puer ! sic itur ad... ve-
ritatem*.

Qu'est l'observation? si on ignore où siége le mal? a
dit BICHAT.

Ne sent-on pas maintenant qu'il faut ajouter: qu'est l'observation et la connaissance du siége du mal si l'on ignore
sa *nature*, c'est-à-dire ce qu'il est en lui-même; qu'elle
est la modification moléculaire intime qui le constitue.

(1) Docteur ANTONINI de Padoue, *Abeille* n° *49* 1865.
(2) *Courrier Médical* n° 7 1866.

Observons donc comme HIPPOCRATE ; cherchons le siège avec BICHAT ; obstinons-nous comme BROUSSAIS, (à qui notre science finira par devoir le rang et l'honneur qui lui conviennent, parce qu'il a su briser les *idoles* du *forum* et du *théâtre* assez violemment pour qu'elles ne puissent plus se relever), à préciser la *nature intime* du mal :

Étudions la matière médicale et la therapeutique comme BARBIER D'AMIENS, sans craindre d'affliger les poursuivants de la vraie science (*Trousseau*). Procédons enfin ainsi que l'ont fait les CRUVEILHIER, ANDRAL, ROSTAN, PIORRY, BOUIL-LAUD, MARCHAL DE CALVY(*l'olopathe*), FLOURENS, SERRES, CLO-QUET, CHEVREUL, DUMAS, BECQUEREL, BOUCHARDAT, MIALHE, MOLESCHOTT, MAREY, MATTEUCCI, WURTZ, POGGIALE, LIÉBIG, Cl. BERNARD, Ch. ROBIN, et leurs élèves, etc., etc., etc. et une doctrine vraie surgira : et une nouvelle école vrai-ment scientifique se réformera : et des conflits regretta-bles entre les enseignements officiels et officieux n'auront plus lieu, parce que les chaires du Collége de France et des professeurs libres cesseront *d'être dos-à-dos* avec celle des Facultés, (Cl. BERNARD); qu'elles seront à côté l'une de l'au-tre visant le même but entrevu par elles toutes, et marchant vers lui avec l'assurance et la rapidité que font naître la vérité et ses applications : et le ministre n'aura plus à de-mander quelles améliorations on doit faire à l'enseigne-ment médical : et la médecine momifiée par ses bandelet-tes antiques, sortant de ses langes et devenant ce qu'elle aurait toujours dû être, c'est-à-dire un RÉSUMÉ DE TOUTES LES SCIENCES, marchera d'un pas certain vers le haut rang qu'elle doit occuper dans la classification des connais-sances exactes, pour son honneur et au grand avantage de l'humanité: et il ne sera plus permis de mettre en ques-tion, ainsi que tous les grands réformateurs l'on fait, (1)

(1) *Fièvre Puerpérale* devant l'Académie, et des principes de l'hy-giène et de l'organicisme pour la solution de cette question. 1860. PARIS, J. B. Baillière, page 265.

Si elle est un bien ou un mal pour cette humanité qui espère tant d'elle ! et,—me pardonnera-t-on cette dernière réflexion? *incedo per ignes !..* — Les élèves de cette nouvelle école seront à ceux de l'antique, ce que sont les ingénieurs aux maîtres maçons, (1er *ordre*), et aux manœuvres ou gâcheurs (2me *ordre*) : et l'on ne verra plus l'inverse de ce qui devrait exister, c'est-à-dire les manœuvres ou gâcheurs — qui laissent taxer leur valeur et leur *honorarium* à deux francs par an, non par personnes mais par familles ! —dominer souvent ou au moins marcher de front avec les maîtres tant dans la pratique que dans les associations.

La révolution politique de 89 a eu pour résultat principal l'égalité des hommes devant la loi. Le 89 médical fera enfin obtenir aux malades l'égalité devant la médecine ; car il sera bien reconnu qu'il n'y a pas plus de maladies que de médecines de deux ordres ; qu'il vaut mieux se passer de médecins que d'en employer sinon de mauvais, mais d'incomplets ; et que la vie peut-être aussi précieuse dans une chaumière que dans un palais ; NAM DE PELLE HUMANA AGITUR.

———————

Une conviction profonde m'a fait penser que je pourrais prouver :

1° L'existence d'une cause générale atmosphérique du choléra, insuffisante toute seule pour déterminer la mort :

2° Celle de causes locales ou individuelles, auxiliaires indispensables de cette cause générale pour déterminer une épidémie :

3° La non-contagion, la non-infection et la non-transmission spécifiques, absolues : une infection et une transmission relatives, possibles, mais plutôt apparentes que réelles dans le plus grand nombre des cas, POUR LES PRÉDISPOSÉS SEULEMENT, — et selon le mode, seulement aussi, que nous avons indiqué maintes et maintes fois ; — comme

pour toute autre maladie que le choléra : et , à cause de
tout cela, la nécessité de mesures sanitaires à prendre envers tout rassemblement d'hommes, ou tout navire, atteints
d'une maladie QUELCONQUE, et du choléra, par conséquent ;

4° La non-identité des trois formes de choléra dites :
sporadique indienne, et *épidémique* :

5° La toute-puissance d'une hygiène absolue pour se préserver du choléra ; pour l'arrêter dans sa marche et ses
progrès, une fois déclaré ; et pour aider à la réussite de
tout traitement :

6° L'inutilité de la recherche d'un moyen curatif absolu,
applicable à tous les cas :

7° La nécessité d'un traitement varié et variable comme
chaque cas.

Ai-je atteint mon but?... Je ne le croirai que lorsque les
maîtres éminents auxquels je soumets respectueusement
mes réflexions auront prononcé sur leur valeur ; en les
suppliant de vouloir bien juger le fond plutôt que la forme,
et de pardonner la forme et le morcellement de mes travaux, en daignant se rappeler qu'ils ont été écrits au jour
le jour, selon les exigences d'une polémique journalière
qui a duré quatre à cinq mois, et ensuite des matériaux pour
ou contre que les journaux ou des observations particulières
me faisaient connaître.

Cette quatrième brochure complète mon œuvre sur le
choléra. Elle est, des quatre, la plus essentielle. Sans elle,
les trois autres laisseraient à désirer. Une idée nouvelle
forme le fond de toutes, et les sept propositions précédentes
qui en découlent et qui les résument, osent respectueusement prétendre, non pas au prix BRÉANT qu'elles déclarent
ingagnable, mais au degré d'attention que la section de
l'Institut à qui elles ressortent, a bien voulu accorder aux
travaux des honorables confrères suivants : Le docteur
BARRALLIER, 2me médecin en chef de la marine à TOULON,
pour avoir démontré en 1862, la non-identité de la fièvre

typhoïde et du typhus (1) ; MM. Davaine, Grimaud de Caux, Worms et Pellarin, pour leurs recherches sur le choléra de 1865 (2); travaux qui, n'ayant été suivis d'aucune appréciation critique, saillante attendent encore une affirmation ou une négation définitives ; l'auteur croyant juste et convenable qu'avant tout jugement les deux parties adverses soient entendues.

(1) Séance de l'Académie des sciences du 29 décembre 1862.
(2) Séance annuelle de l'Académie des sciences de mars 1866.

MARTINENQ, Docteur Médecin.

GRASSE, TYP. ET LITH. H. IMBERT, PLACE DES AIRES.